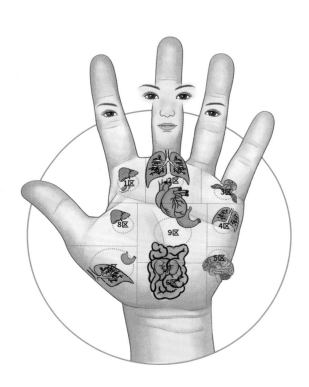

紫图图书 出品

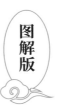

手诊

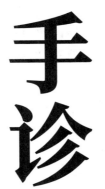

图解版

王栋 常虹

著

本书课题支持：

长治医学院博士启动资金项目

（项目号：BS202107、BS202108）

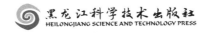

黑龙江科学技术出版社

HEILONGJIANG SCIENCE AND TECHNOLOGY PRESS

图书在版编目（CIP）数据

手诊 / 王栋 , 常虹著 . -- 哈尔滨 : 黑龙江科学技

术出版社 , 2025.1. -- ISBN 978-7-5719-2681-6

Ⅰ . R241.29

中国国家版本馆 CIP 数据核字第 202402HH66 号

手诊

SHOUZHEN

著　　者	王　栋　常　虹
策划编辑	沈福威　顾天歌
责任编辑	陈裕衡
出版发行	黑龙江科学技术出版社
地　　址	哈尔滨市南岗区公安街 70-2 号
邮　　编	150007
电　　话	（0451）53642106
传　　真	（0451）53642143
网　　址	www. lkcbs. cn
发　　行	全国新华书店
印　　刷	艺堂印刷（天津）有限公司
开　　本	710 mm×1000 mm　16 开
字　　数	120 千字
印　　张	13.5
版　　次	2025 年 1 月第 1 版
印　　次	2025 年 1 月第 1 版印刷
书　　号	ISBN 978-7-5719-2681-6
定　　价	59.90 元

手诊是一门奇术

手是人体与外界沟通的重要器官。我们用手感知世界，用手改造世界，用手抚慰心灵。在中医学中，手更是诊断疾病、探查病因的重要途径。手诊，就是以手为"探头"，通过触摸手部的色泽、形态、温度、脉象等，来判断人体的健康状况和病理变化。

手诊源远流长，《黄帝内经》不但是中医学的理论基础，同样也是"手诊学"的理论基础，其中有大量手诊的内容，如《灵枢·论疾诊尺》记载："掌中热者，腹中热；掌中寒者，腹中寒。"通过掌心的温度可以体察患者腹腔的寒热程度，其中，手心热的患者为内热，反之为内寒；《灵枢·本藏》记载："岐伯答曰：视其外应，以知其内藏，则知所病矣"，为通过望手察病提供了理论支持；《灵枢·经脉》记载"胃中寒，手鱼之络多青矣；胃中有热，鱼际络赤。其暴黑者，留久痹也。其有赤、有黑、有青者，寒热气也。其青短者，少气也。"提出了观察鱼际来诊察疾病的方法。

同为经典的《难经·六十一难》记载："望而知之谓之神。望而知之者，望见其五色，以知其病。"也为手诊提供了理论支持。

学习此书可以让手诊爱好者很快掌握这门技术，但是只停留于手诊技术这个层面难免是"下工"，所以，只有由术入道，通过手诊这门学问找到自己那颗"真心"，安慰患者那颗"妄心"方算得是"上工"。愿大家通过学习手诊的这个机缘，皆可以见"自心"、见病患，则善莫大焉！

"乐天知命故无忧"，人生百年什么最重要？相信这个问题是大多数人一直在追问或者困惑的问题。人生最重要的是幸福！可是为什么大多数人觉得自己并不幸福、并不快乐呢？答案是不知"道"！不知"命"！故而孔子在《周易》里给出了"乐天知命故无忧"的回答。那么，如何做到知"天命"呢？手诊无疑是一门无尚妙法。一个人的心性，一个人的疾患，都可以通过一双手反映出来。不懂手诊便难以知"道"，掌握了手诊便可以诊察疾患、洞察人心、明了天命。往小里说可以祛病延年救助病苦，往大里说可以慰藉心灵、引人为善，如此便是乐天知命，何患之有？

宇宙一大天地，手掌一小天地，通过手诊的学习可以查疾、可以治病、可以安心，可以成就小我又能帮助他人，一切的不同在乎一心，愿天下学习手诊的人皆能受益；愿天下从事手诊的人皆能助人；愿天下研究手诊的人皆能见心；愿手诊为天下人带来幸福安康！

王栋、常虹

本书课题支持：长治医学院博士启动资金项目

（项目号：BS202107、BS202108）

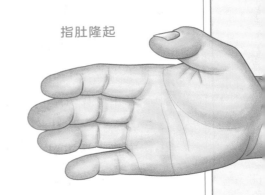

指肚隆起

\ 第一章 /

看五指，反映身体大问题

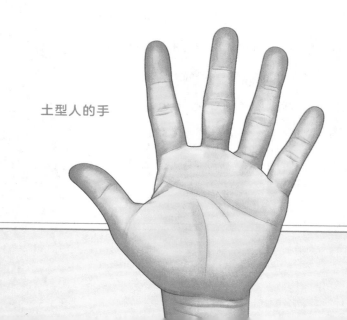

土型人的手

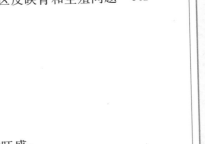

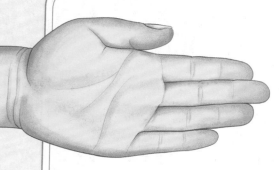
金型人的手

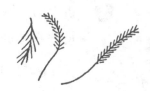
羽状线

木型人的手

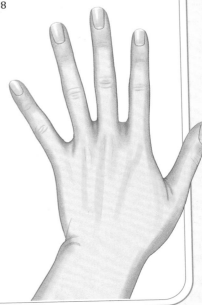

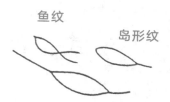

鱼纹

岛形纹

小指过三关

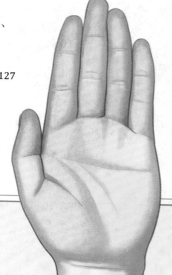

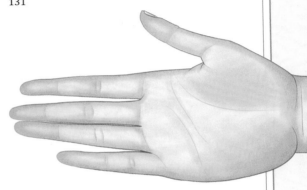

火型人的手

\ 第四章 /

体内的疾病，
可能会反映在手掌上

❶ 消化系统不好的人，掌纹有哪些特点？   136

\ 第五章 /

"万般神通皆小术，
唯有空空是大"

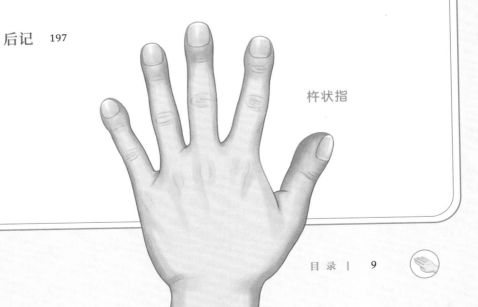

杵状指

第一章

看五指，
反映身体大问题

通过对几种不同形状指甲的辨别，我们可
以对应评估自己身上的疾病，做相应的调
养，而不是乱补一气。

根据指甲的样子，
来推测您可能得哪种病

长指甲的人容易患什么病？

其实，每个人的指甲都不一样，不同的指甲形态也代表着身体可能会有不同的疾病。

因此，我们可以通过指甲的形状推测一个人有罹患哪方面疾病的风险。

指甲分两种，长指甲和短指甲。

长指甲分两种，第一种为长指甲，比平常的指甲更修长；第二种为窄指甲，它不但长，还扁，给人的感觉是细长细长的。

第一种长指甲的人，**容易感冒、气虚。所以您看大部分高的人都比较瘦，脾胃功能可能比较弱。**

第二种窄指甲的人，气弱。心脏要把血液供给全身，需要的力量更多，这种人气又虚，所以容易罹患心脏病、颈椎病、腰椎病。

长指甲 •

长指甲的人容易
气血瘀滞，情志
上容易较真儿

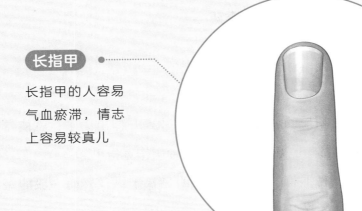

窄指甲

窄指甲的人容易
罹患心脏病、颈
椎病、腰椎病

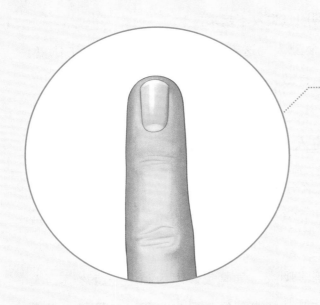

长指甲对应的是五行人里面的木型人。这类人的气血容易瘀滞，情志上容易较真儿，所以要做到看破、随缘、自在，这才符合木型人喜条达而恶抑郁的本性。

短指甲的人容易患什么病？

跟长指甲相反的就是短指甲，这种人一伸出手来，就能看出指甲比正常人都短。短指甲中还有一种叫作宽指甲。

宽指甲，它不长、很宽，横径明显长于纵径，而一般的短指甲是横径和纵径都很短。

一般短指甲的人，他的气机可能堵塞在中焦上不去，压力高了，就容易罹患肝病和高血压；宽指甲的人，容易罹患性功能低下、甲状腺疾病，觉得阳气生发不起来。

短指甲对应的是金型人。这类人可能严于律人，宽于律己，所以建议金型人要修正自己、善待他人。

大指甲和小指甲的人容易患什么病？

大指甲和小指甲怎么分呢？

第一眼感觉指甲比正常人大的就是大指甲，比正常人小的就是小指甲。

大指甲的人容易罹患咽炎、气管炎，因为肺主一身之气，大指甲的人气消耗得多，肺功能自然容易受损，所以容易罹患呼吸

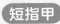 **短指甲**

短指甲的人容易
得肝病和高血压

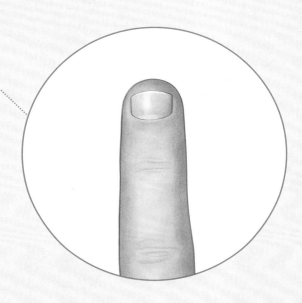

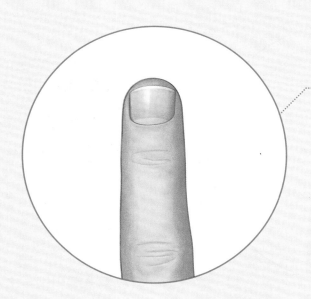

宽指甲

宽指甲的人容易
罹患性功能低下、
甲状腺疾病

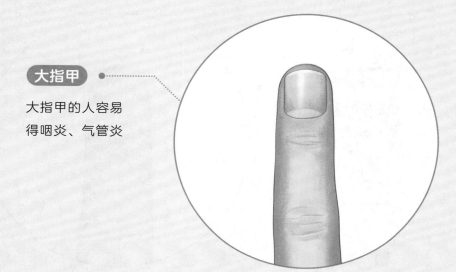

大指甲

大指甲的人容易
得咽炎、气管炎

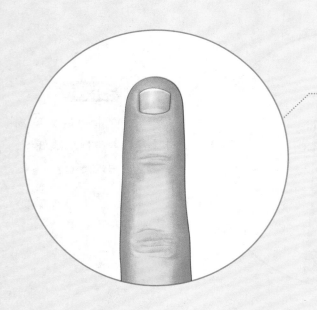

小指甲

小指甲的人容易
得生发不足的病

系统疾病；小指甲的人可能先天气不足。

中医认为指甲跟肝的关系密切，指甲的大小反映了肝的生发之气。大指甲说明肝的生发之气太过，容易罹患高血压、头痛等疾病；指甲特别小的人，他的生发之气通常不够，可能罹患不孕不育症等生发不足的疾病。

圆指甲和方指甲的人容易患什么病？

我们还可以根据指甲的外形——圆指甲或方指甲，推测一个人容易得什么病。

临床上观察，圆指甲的人容易罹患偏头痛，而方指甲的人更容易罹患心脏病。

为什么方指甲的人更容易得心脏病？

方指甲对应的一般是金型人。这类人易较真儿，性格有棱角，而气大伤身、气大伤心，过度的情绪变化就容易使人罹患心脏病。圆指甲对应头部，提示可能两侧的气上不去，指甲就显得圆润，更容易罹患偏头痛，也就是脑部供血不足引起的头疼。

三角形指甲和椭圆形指甲的人容易患什么病？

还有一些比较特殊的指甲，临床上能见到的非常少，比如说三角形指甲和椭圆形指甲。

三角形指甲的上部对应人体上部，下部对应人体下部。指甲

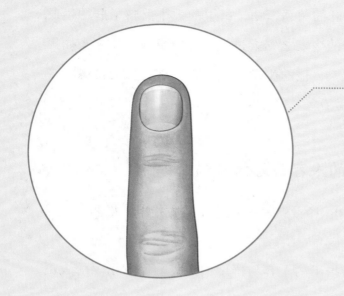

圆指甲

圆指甲的人容易
得偏头痛

方指甲

方指甲的人容易
得心脏病

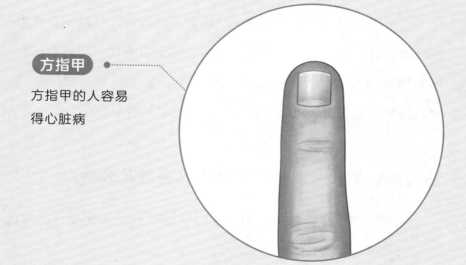

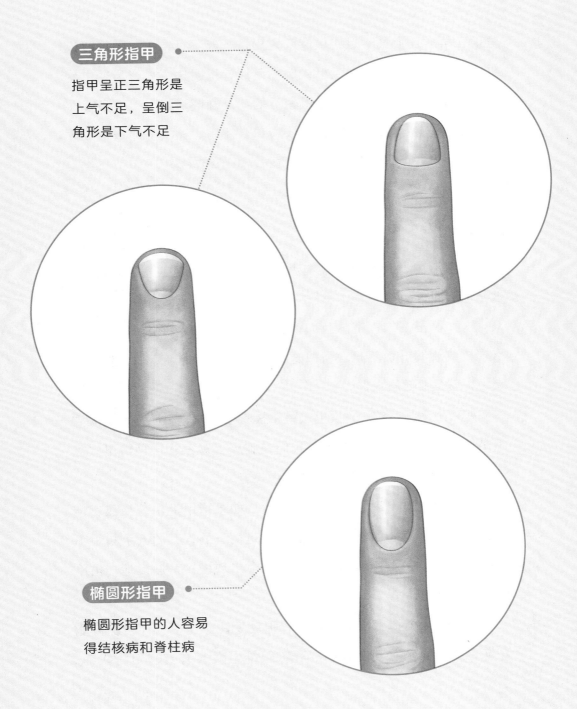

三角形指甲

指甲呈正三角形是
上气不足，呈倒三
角形是下气不足

椭圆形指甲

椭圆形指甲的人容易
得结核病和脊柱病

呈正三角形是上气不足，呈倒三角形是下气不足；正三角形就说明这个人容易罹患头部疾患，倒三角形就说明这个人容易罹患盆腔方面的疾患。跟三角形指甲相对的就是椭圆形指甲，但是现在很少见了，这类人容易罹患结核病和脊柱病。林黛玉的指甲或许就是椭圆形的，很漂亮，但她体质弱，患了结核病。

指甲上有纹是怎么回事？

在生活中，我们会发现有些人的指甲上出现一道一道的纹，这是怎么回事呢？

这种纹很多人都有。我们说肝主筋，甲是筋之余，指甲如果出现棱纹说明肝血不足，所以这种情况多见于神经衰弱，体内透支，也就是亚健康人群。

如果出现了竖纹——摸上去就跟搓衣板一样，很明显，其实它不是纹路，而是沟，塌陷了。我们在临床上观察，这种情况多见于一些哮喘和气管炎等呼吸系统疾病患者。

假如指甲上出现竖纹，不太要紧；如果指甲上出现横纹，情况相对严重一点。当然，有的横纹不是病态的，有的人手指甲不小心被门挤了一下，损伤了，可能就会出现横纹，慢慢地，指甲生长后它就褪掉了。

如果好几个指甲出现了横纹，那就要注意了，一种情况可能是缺乏维生素 A。其实我们的肝脏跟维生素 A 有着密切的联系。

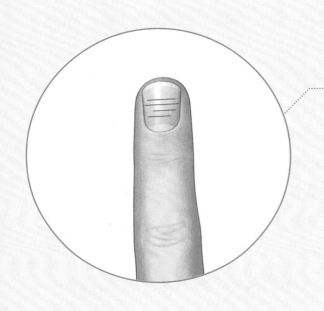

横纹

如果有好几个指甲出现了横纹，可能是缺乏维生素 A

竖纹

指甲出现竖纹的人，可能有哮喘和气管炎等呼吸系统疾病

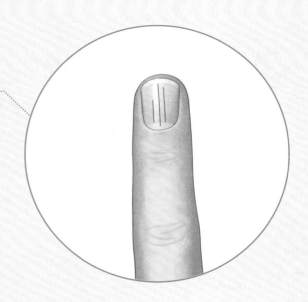

入肝的很多中药都含有维生素 A，比如明目的枸杞、菟丝子、苍术。鱼肝油也含有维生素 A。临床上发现，当缺乏维生素 A 的时候，我们的指甲就会出现横纹。

缺乏维生素 A，直接导致的、最常见的就是肝系疾病。这个肝病并不一定是西医概念中的乙肝、肝硬化、肝癌，而是中医讲的肝系统疾病——肝阳上亢、肝阴不足，比如说眼睛花、眼睛涩、视网膜病变，它们都是肝的问题，因为肝开窍于目。

还有一种情况就是心肌梗死。如果指甲的横纹很多，您要看一看心脏有没有不舒服，有的话提前预防。出现横纹的时候一定要注意自己的心脏，要去检查。

横纹偏重，竖纹偏轻，一般出现竖纹就是提醒大家要注意身体的健康状况了。

扁平指甲的人容易患什么病？

我们的指甲在指头上趴着，有一个弧度，如果它没有这个弧度，是扁平的，则多数情况是消化系统可能有问题。

这在一些有消化系统疾病的人身上是比较常见的，比如有消化道疾病，吸收不好，营养匮乏，就会出现扁平指甲。

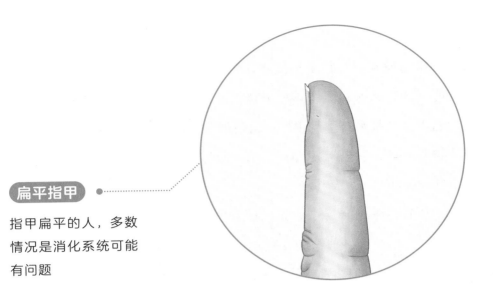

扁平指甲

指甲扁平的人，多数
情况是消化系统可能
有问题

软指甲和指甲自裂的人容易患什么病？

我们的指甲都是有一定硬度的，很多人可以用指甲抠开门缝，或者是起开啤酒瓶。但是您会发现有的人的指甲非常软，根本就不足以做这些事情，指甲没力就反映出他可能肝气不足、肝阳不足，这种人经常乏力，所以软指甲可能是体虚的表现。

如果指甲干裂，我们通常认为可能是肝血不足、肝阴不足，常见于高血压、糖尿病、阴虚人群。因为人体有气有血，气血阴阳濡养我们的四肢百骸，如果血跟阴不足了，皮肤易干燥，同时眼干，耳朵也干，指甲失去了濡养，它也会干。

出现这种情况怎么办？您可以经常吃枸杞，它是一味非常好的养肝药。

枸杞其实是一味补益良药，基本上富含了我们人体所需的各种微量元素。小孩子不能吃，舌苔厚腻的人不能吃，其他人可以吃。为什么小孩子不能吃？因为枸杞能让孩子性早熟。枸杞富含营养，如果舌苔本身很厚，就说明他的机体运化不了摄入的营养，再吃补药，舌苔就更厚了，火上浇油了。所以，舌苔厚的人也不能吃枸杞。

前一段时间，一个家长带着她的女儿来看病。什么病呢？性早熟。医学上一般认为女孩在14岁左右来例假，这个孩子提前了数年。现在的网络平台上充斥着很多男女的亲密行为，如接吻、拥抱等，这些画面会刺激小孩，孩子被长期性刺激，就容易提前发育成熟。所以，现在随着诸如此类的性刺激增多，性早熟的情况越来越多。

这位小朋友为什么发生性早熟呢？孩子妈妈工作的地方有卖固元膏的，她就买来给女儿吃，吃了一段时间后就来例假了。

固元膏里有枸杞，它具有催性的作用，能让孩子性早熟。所以，家长尽量不要给孩子乱吃补品。山药、大枣这都没问题，它们不具有任何激素样作用，很平和，补益脾胃。但是，鹿茸、蜂王浆、蜂蜜、阿胶、枸杞尽量不要给孩子吃，这些都容易促进孩子性早熟。孩子过早的性发育意味着过早停止发育与过早衰老，所以我们要让花儿静静地、慢慢地开放，不要拔苗助长。

通过对不同形状指甲的辨别，我们可以对应着查找自己身上可能的疾病，做相应的调养，而不是乱补一气。

手上的月牙白——
"火焰山"传递给我们健康信息

有八个月牙白的人最健康

《西游记》里有一个地方叫"火焰山"。其实，手诊里也有一个特殊的名词，也叫"火焰山"。

我们都知道指甲上有个月牙白（又叫小太阳），它代表了我们一身的阳气。同时，它又叫"火焰山"。现代医学认为，出现月牙白是因为我们的指甲不断生长、脱落。有血管的地方，就是正常的指甲，没有血管通的地方，就是月牙白了。所以，形成月牙白，只能说明这个地方没有血管。但是，中医在临床上观察后得出，它是有健康意义的。我们认为，一个健康的人要有八到十个月牙白，八个为最好。两个小指长得很慢，小指最好没有月牙白。

在中医里，小指属肾，肾主闭藏。如果您十个手指都有月牙白，说明肾的闭藏功能可能不好，相火太盛，阳气泄出来了。一般是八个最好，六到八个都属健康。

根据月牙白或许可以判断您是不是患有肿瘤

有一位来自山东省莱阳市、名为孙秉严的老中医在天津市行医，他家祖传治疗结核，他治疗恶性肿瘤、晚期恶性肿瘤有非常好的疗效。中华人民共和国成立后，当时周恩来特批，要把他的经验整理继承下来。孙秉严先生的绝活就是用温阳的办法、用下法治肿瘤，用动物药、用毒药治肿瘤。

孙秉严老先生判断肿瘤易感体质的办法有很多，其中一个就是看月牙白，正常的是八个，如果少于八个，孙秉严老先生就认为是阳虚体质，就需要保养身体，预防肿瘤。

这种人往往易感中医所说的阳虚型肿瘤。

什么样的月牙白最健康？

下面我们来说一下月牙白的标准。一个标准的月牙白一般是我们指甲长度的五分之一。太短、太长都不好，太短则阳气不够，太长则阳气亢盛，都耗散了。如果大于五分之一，说明可能压力高，就容易罹患心血管疾病；小于五分之一，说明可能低血氧，容易脑萎缩。如果十个指头都没有月牙白，则容易贫血、低血压、神经衰弱、睡不着觉。

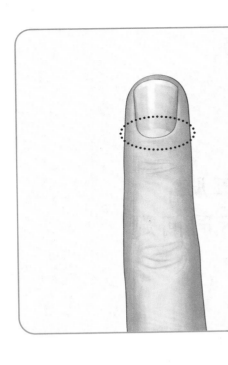

月牙白

有六到八个月牙白
都属健康

　　有一些朋友发现自己的月牙白很大，能够占到指甲的一半左右。

　　我的父亲就有标准的月牙白，但是他的身体从年轻起就不好，他的月牙白的颜色太淡。因为他的阳气不足，虽然他的月牙白多，长得标准，但是色泽不行，偏白、偏淡的都是气血不够。

　　还有一种就是颜色偏蓝的月牙白，白中透着蓝色，这是缺氧了，血管功能不好，可能患有心脏病。

　　如果只有一两个月牙白，就说明是亚健康，阳气不足，就要保养自己的阳气了。

　　其实，拥有十个或者八个月牙白的人相对没有很多，因为现在的生活压力非常大，导致了人们月牙白缺少的现象。

五指对应五脏，
反映身体的不同问题

小指对应肾脏，按摩小指可以补肾

中医有经络学说，其中，少阴对应着五脏中的肾。所以，如果一个人的小指特别短，那说明他可能先天肾不好。有一个说法叫小指过三关，就是说，如果小指长度能达到无名指的末节，或者长于它，肾可能就是比较好的。临床上见到的患不孕不育症的人，大多小指都长得很短，又特别扭曲。

有一种说法叫"小指过三关，逢凶也能化吉"，小指长得特别长的人，体质大概率比较好，精力充沛，所以遇到一些困难他也能够克服。

小指对应的是肾，所以经常按摩小指有一定的补肾的作用。**有一种病叫作盗汗，是内分泌紊乱导致的，这时候您就可以掐小指尖，有止汗的作用，而且效果非常好。**

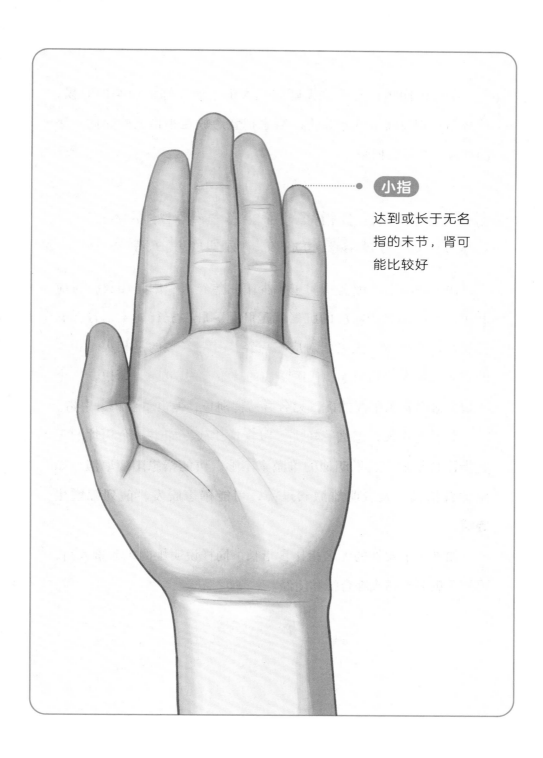

小指

达到或长于无名指的末节，肾可能比较好

在太极圈里，有一位大师叫祝大彤，他在练太极拳的时候，就教弟子把意念放在小指上。当您把意念放在小指上的时候，您的神就更容易收回来。

男性的无名指比食指短，可能容易得阳痿早泄；比食指长，可能容易得脱发、前列腺增生等病

在经络学上，无名指属于手少阳三焦经。少阳是相火，对应肝胆，所以无名指对应的脏器就是肝胆。肝在五行属木，肾在五行属水，水生木。无名指对应三焦经，三焦经藏的是相火（相火的临床表现大体相当于现代医学说的雄激素的功能）。所以，一个人如果雄激素水平高的话，无名指易特别长，但也不会超过中指。

那怎么算长，怎么算短呢？跟食指比较，**如果一个男性的无名指比食指短，就说明他的雄激素不够，可能罹患阳痿早泄；如果比食指长，就说明雄激素过高，可能罹患脱发、前列腺增生等病。**

如果一个女性的无名指比食指长，同样说明她的雄激素太高，可能罹患多囊卵巢综合征和闭经。

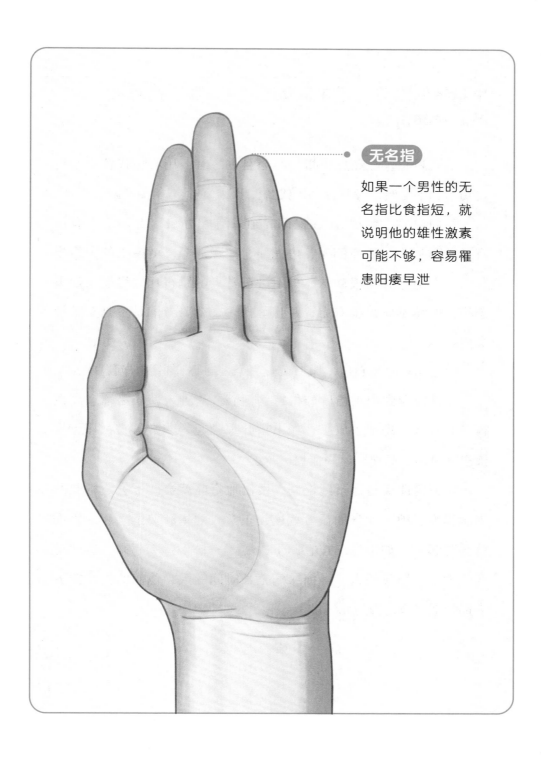

无名指

如果一个男性的无名指比食指短，就说明他的雄性激素可能不够，容易罹患阳痿早泄

中指指肚饱满，易有高血压、高血脂、高血糖、心脏病等问题

手厥阴心包经经过中指。心为君主之官，用心包代替心来行使功用，中医叫"替君行令，代君受邪"。心，五行属火。

我们说"心藏神"。在民间，道家有个办法，看一个人有没有精神类疾病，如抑郁症、焦虑症、狂躁症等，就摸人的中指根部。这个地方有两根动脉，只不过正常人的跳得比较微弱。如果您摸到时感觉跳得很有力，并且跳得快，就要考虑是不是有精神类疾病。

中指代表的是心包，那怎么看一个人的心脏有没有问题呢？

如果您看到中指指肚鼓得特别饱满，这种人就容易罹患高血压、心脏病。您把手放平，如果指肚都隆起得非常厉害，那更易罹患高血压、高血脂、高血糖。

如果慢性疾病得不到控制，慢慢地指肚就会凹下去。指肚的饱满程度反映了元气的盈亏程度，正常人的指肚按了之后一松手就会弹起来。如果您一按它凹下去了，一松手弹不起来，这就是元气大虚。阳痿病人、得糖尿病很长时间的人，他们的指肚按下去都弹不起来，因为元气虚了。

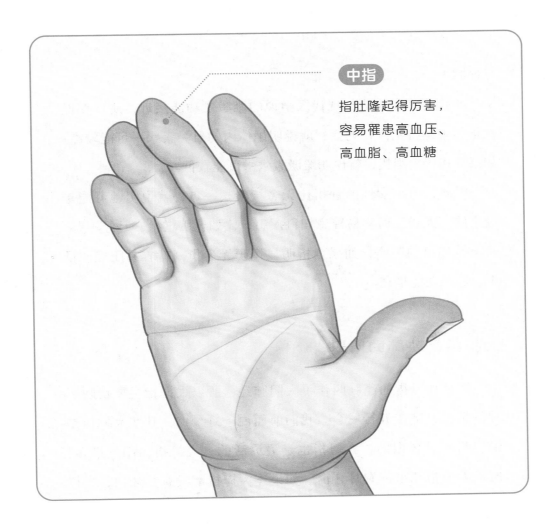

中指

指肚隆起得厉害，
容易罹患高血压、
高血脂、高血糖

女性的食指比无名指略长一点，说明她可能是健康的，太长反而容易罹患妇科疾患

　　经过食指的经脉是手阳明大肠经，而冲脉隶于阳明经，与冲脉关系密切。大肠经下接胃经，胃属土，所以食指既反映了脾胃的问题，又反映了冲脉的问题。我们一般习惯通过食指看脾胃、

看冲脉。

冲脉的临床功能与现代医学说的雌激素功能接近，所以女性食指如果是特别修长的话，就说明她体内的雌激素水平可能较高；如果食指很短很粗，就说明雌激素水平可能较低。

因此，一个女性的食指比无名指略长一点，就说明她可能是健康的，太长反而容易罹患妇科疾患，比如乳腺增生、月经不调，甚至是妇科的肿瘤；如果食指明显短于无名指，就容易闭经、早更、卵巢功能早衰。

大拇指反映肺的问题

经过大拇指的经脉叫作手太阴肺经，所以大拇指主要反映了肺的情况，肺在五行属金。我们前面说了月牙白，其实大拇指是最容易有月牙白的，大拇指也是最灵活的。大拇指的阳气最多，所以大拇指几乎都有月牙白。如果连大拇指都没有月牙白，大概率是亚健康状态。

在临床上看中风的病人，西医看他的出血点、出血位置马上就能判断出来患者预后情况，中医怎么判断？高树中教授有一个临床经验分享给大家，就是如果大拇指恢复得很好，他预后一般比较好；反之，如果他的大拇指运动功能迟迟不能恢复，其他手指恢复得再好，他的康复也不容乐观，因为大拇指的阳气最足。

五个手指分别对应五脏的哪一脏？

① 小指 = 水：少阴肾　　② 无名指 = 木：三焦相火（雄激素）

③ 中指 = 火：心包　　④ 食指 = 土：阳明大肠（雌激素，冲脉隶于阳明）

⑤ 拇指 = 金：太阴肺

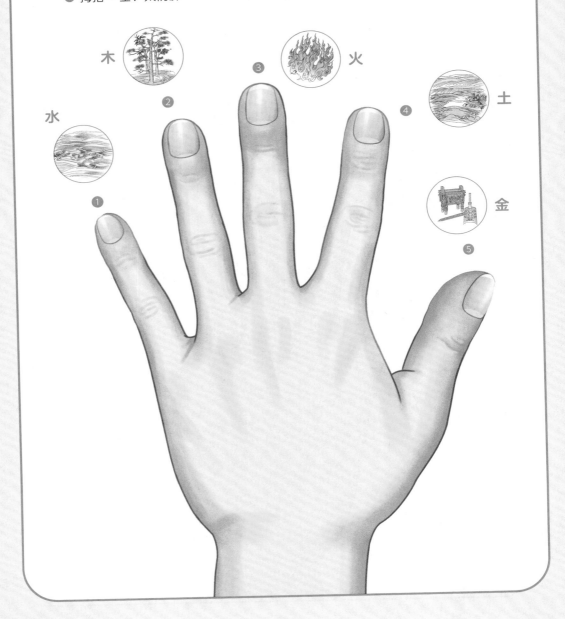

杵状指多见于肺气肿、气管炎、肺癌的高发人群

有一种特殊的手指叫作杵状指。大家有没有见过捣蒜的蒜臼？头非常大。在临床上我们会发现很多人的手指头，前头是鼓的，就像蒜臼一样。杵状指多见于肺气肿、气管炎、肺癌的高发人群，所以说指头很大的人，尽量不要抽烟，因为他本身的呼吸系统就可能不好。

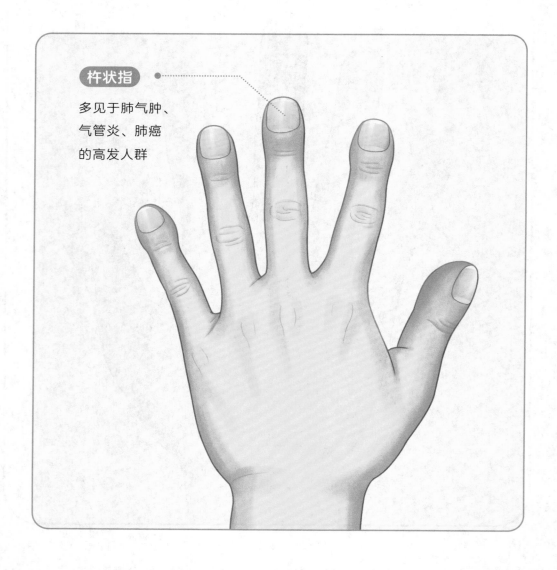

杵状指

多见于肺气肿、气管炎、肺癌的高发人群

第二章

看手掌，
知健康

手诊时一定要把宏观和微观结合，这也是
我们不断给大家传达的思想，中西医一定
要结合，不要相互排斥。

掌心的不同位置，
对应人的不同器官

掌心位置跟人体器官的对应，需要大家记住。

把掌心分为 9 个区。食指的根部是 1 区，中指的根部还有无名指的根部对应的是 2 区，无名指下和小指下的这块区域是 3 区。把无名指区域分开，一部分偏 2 区，另一部分偏 3 区。再往下，小鱼际偏上这一块是 4 区，小鱼际的根部是 5 区，大小鱼际之间是 6 区，7 区就是大鱼际，大鱼际上面是 8 区，手掌中心是 9 区。

1 区对应的是肝胆；2 区对应的是心脏，所以我们心脏的病都可以从 2 区找；3 区对应的是生殖系统，还有视听功能；4 区对应的是嘴巴和肺；5 区对应的是脑袋，如果 5 区有问题，就可能反映在头或者心脏上；6 区对应的是肾脏、腰椎；7 区对应的是脾胃、椎骨、心脏等；8 区对应的是神经系统、肝胆；9 区对应的是心脏和胃。

看手掌上的器官对应图，可以对应辅助治疗身上的不同疾病。

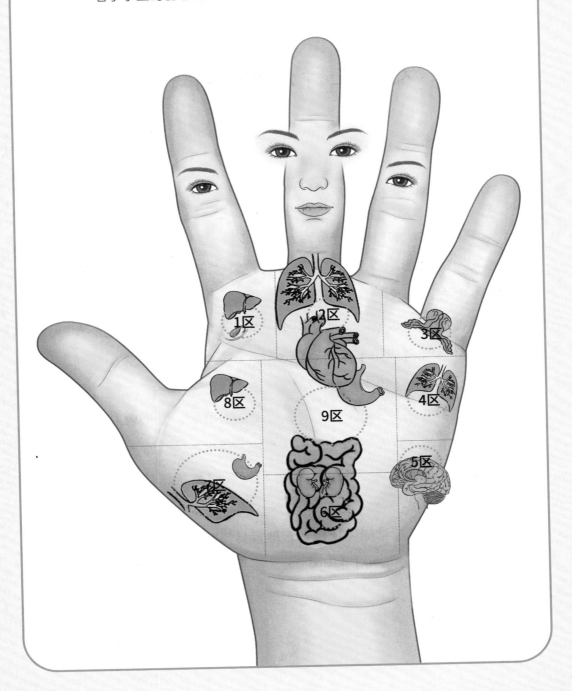

人有五行，掌分十种

五行人的手各不相同

望诊有体形的望诊——分为五种体形。

其实望体形跟望手是完全一样的，您也许会发现这个人长得细高，手掌也细长。

体形诊病法跟掌心诊病法完全一样，所以有时候您看这个人的外形不太能分辨出来他到底是水型人还是土型人，怎么办？看他的手，可以用手诊来互参，相互验证。

怎么看？还是那个口诀，**"木长金方水型肥，土形敦厚背如龟，上尖下阔红似火"**，这是五行决病法，手也是这样的。

木型人的手通常长长的，他容易得肝胆系统、神经系统的疾病。

金型人的手通常横径比较宽，他容易得呼吸系统、大肠的疾病以及骨头的疾病、头上的疾病。

水型人的手通常很肥，手上全是肉，软绵绵的，这种人容易得生殖泌尿系统疾病。

土型人的手通常厚厚的，小胖手，容易得脾胃系统疾病。

火型人的手通常红红的，有的人是上尖下阔，但是这种人的手指本来就细，特征不明显，所以直接看颜色，红的就是火型人。火型人容易上火，口干舌燥，容易得心脑血管疾病。

五行人的手形可以细分为十种

其实大家掌握掌心诊病法，能够分出木火土金水五行就已经可以了。基础比较好的人，可以掌握下面的内容。

我们的手形对应着我们的五种体形，在这五种里面再分细一点，还有阴阳之分。

形体里，大的就为阳，比较小的为阴。刚才说了，木型人的手很长，长手又分两种，有的人手又大又长，这就为阳；有的人手就非常小，但是相对来说它很细，就属阴了。

手又大又长的我们叫"少阳甲木"，它偏阳，这种人多有口苦、胆热，易有肝胆性的疾患。而手很纤细的人按照六经五行划分叫"厥阴乙木"，体质偏阴、偏弱，脾胃虚弱，就容易受情绪影响，一生气就不吃饭了，一生气就失眠了，更容易罹患精神方面的疾病。

火型人的手也分阴阳。有的人手很红，手掌很大，叫丙火；

五行人的手

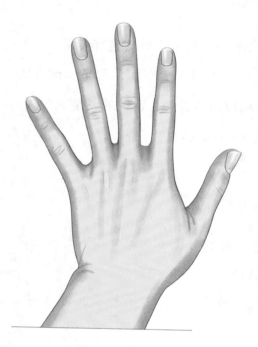

木型人

手长长的，容易得肝胆系统、神经系统疾病。

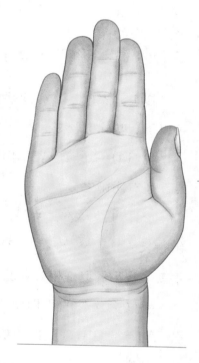

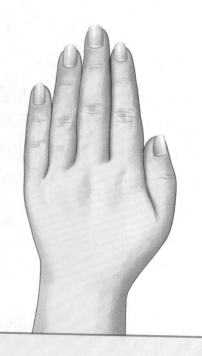

水型人

手很肥，手上全是肉，软绵绵的，这种人容易得生殖泌尿系统疾病。

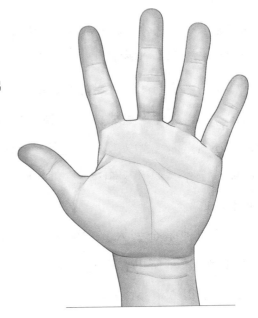

土型人

手厚厚的，小胖手，容易得脾胃系统疾病。

金型人

手横径比较宽，容易得呼吸系统、大肠疾病以及骨头的疾病、头上的疾病。

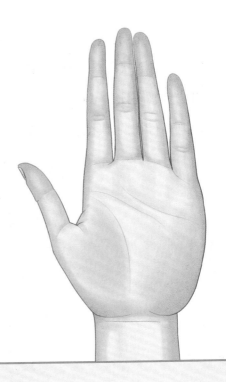

火型人

手红红的，容易上火，口干舌燥，容易得心脑血管疾病。

有的人手很小，也非常红，叫丁火。丙火是大火，有丙火的人容易罹患心脏病、高血压等疾病；有丁火的人易经常长口疮，易出现泌尿系统感染等疾病。

第三种是土型人。有的人掌很厚很大，一握很有肉，叫"阳明戊土"。这种人通常吃东西快，容易食积、阳病有热，易得便秘。还有一种土型人，叫五短人，手很小，脚也很小，但很有肉，这就是阴土，叫"太阴己土"。这种人易脾虚，易腹胀、腹泻，大便不成形。

第四种是金型人。有的人手很粗厚很干燥，大骨头，这叫"阳明庚金"，所以容易罹患关节病、便秘。还有一种金型人，虽然他的手很方很小，却给人一种美感，这叫"太阴辛金"。这种人就容易罹患呼吸系统疾病，容易出现哮喘、咳嗽、乏力，易得咽炎、肺结核。

第五种是水型人。有一种水型人的手很厚，叫"太阳壬水"，这种人多是痰湿，易水肿。还有一种水型人的手非常小，肥且黑，这叫"少阴癸水"，多是肾虚。

把五行跟阴阳六经一结合，变五为十，就出来了十种手形。

手上的不同位置，
反映身体的不同健康问题

1 区反映肝胆健康问题

手掌上不同的位置能够反映我们人体的哪些疾病呢？

1 区在食指下端，它反映的是肝胆功能。肝胆在身体的右侧，其中肝的位置偏上，胆囊在肝的下面，1 区上半部分对应的是肝，下半部分对应的是胆。如果在 1 区上半部分出现了十字纹，就是可能有炎症，可能是肝炎；如果在下面出现了十字纹，可能是胆囊炎。

我们仔细地看，会发现每个人 1 区的高低和纹路都不同，其代表的意义也不一样。有的人这里的纹路乱七八糟，或者是血管发青发红，就证明他的肝胆功能可能低下，可能出现乙肝、胆结石、胆囊息肉等问题。您会发现有的人 1 区特别高，这就是肝阳上亢，很容易患高血压；如果 1 区特别低，就证明他的肝胆功能

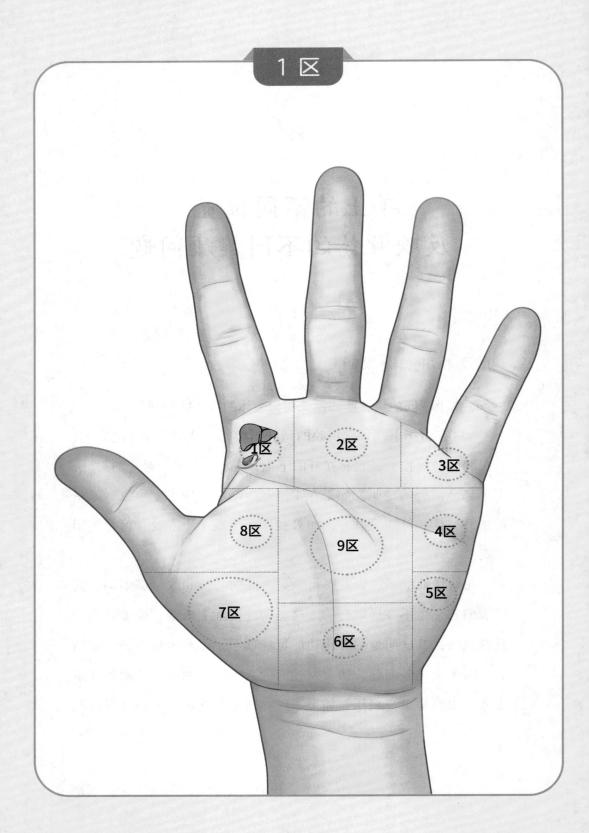

可能不好，身体的解毒能力也许较差。

　　在西医里，肝胆是人体的解毒器官。我们的血液都要经过肝，肝有首过效应，很多毒物都能被肝过滤掉，避免它们伤害我们的身体。

　　如果1区这个地方出现了方形纹，就证明肝胆的解毒功能降低了。如果出现了三角纹，提示这个人可能有脂肪肝、酒精肝，就证明他的身体接触过一些"毒物"。比如说经常吃药，药就会对人体造成损伤。甚至有很多吸过毒的人也会出现三角纹。总之，对身体有害的物质会经过肝脏，时间长了就会对肝脏造成损伤，出现这种三角纹。

　　患高血压、糖尿病的患者，他们长期依赖药物，是不是也会出现三角纹呢？其实降糖、降压的药是比较安全的。但中药里边有很多药对肝脏是有损伤的，比如化痰散结的黄药子、治疗脱发的何首乌，长时间用都会出现三角纹。所以西药不一定全部有毒，中药也不一定全部安全。

　　如果出现了米字形纹和星纹，就是有肝胆的突发疾病，可能是急性肝炎、急性胆管炎、急性胆结石。

　　当1区出现黑点的时候，就一定要高度重视了，可能是有较大的胆囊息肉或者有癌变的风险，还有可能是肝炎、酒精肝转化为肝硬化或者是肝的血管瘤。这些都需要实验室检查才能明确诊断。如果大家用刮痧、针刺、艾灸等方式刺激这个区域，对肝胆方面的疾患均有较好的预防作用。

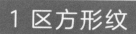

1 区方形纹

1 区出现了方形纹，就证明肝胆的解毒功能可能降低了。

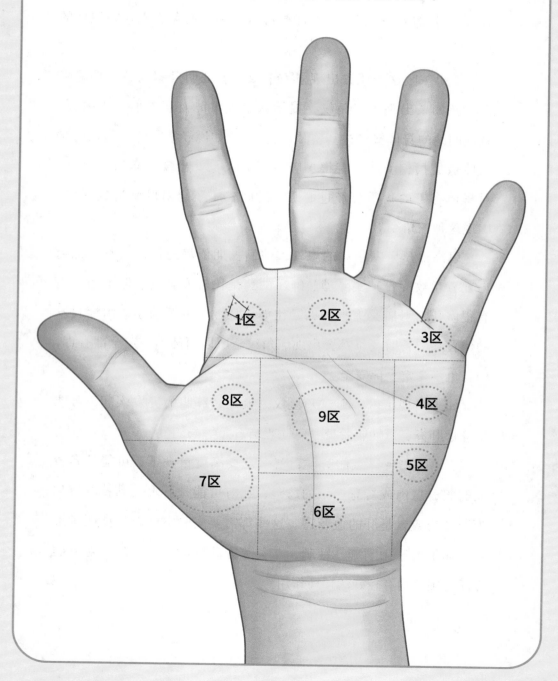

1 区三角纹

1 区出现了三角纹，提示这个人可能有脂肪肝、酒精肝。

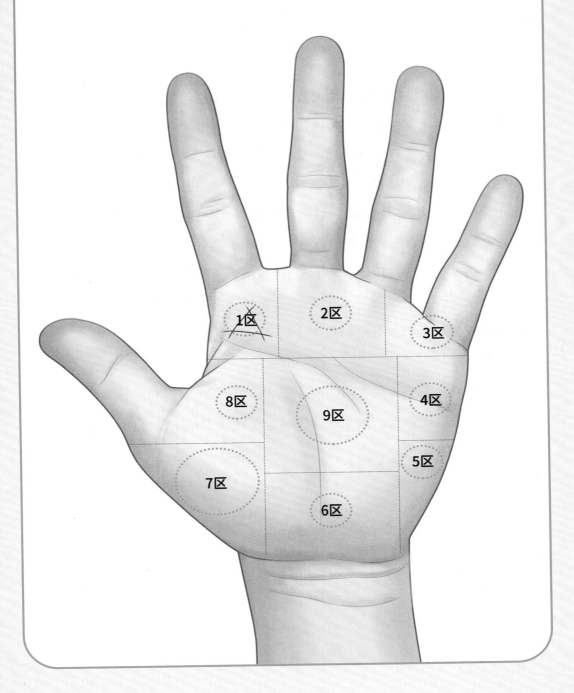

如果在 1 区出现了环形纹、圆圈，就说明肝脏可能堆积了太多脂肪，也就是常见的脂肪肝。

2 区出现的病理纹，可能反映了脑血管的问题

2 区包括中指的根部和无名指的根部，2 区除了反映心脏的功能，在手诊上还主要反映脑血管的问题。

2 区若出现我们刚才讲的病理纹，都是在提示头部可能有问题，常见的就是头疼、头晕。所以，这个区位比较简单，不管这里出现了什么样的病理纹，它都反映了头部可能的疾患——供血不好。这时，建议先去医院检查一下，明确是否出现器质性病变。

把手放平，尤其是中老年人，2 区或者手指的指肚特别高，这时候就要注意"三高"（高血脂、高血压、高血糖）了，容易得脑出血或脑梗死。如果中指指头上有青色的血管，体质偏寒，就容易关节疼。

如果您看到 2 区发红，说明有热，心火旺盛，易出现口干、口苦、失眠的情况。如果 2 区发暗，纹路特别乱，就证明他的心脏功能可能低下。

2 区除了反映心脏的功能，还一定程度上反映脑血管的问题。

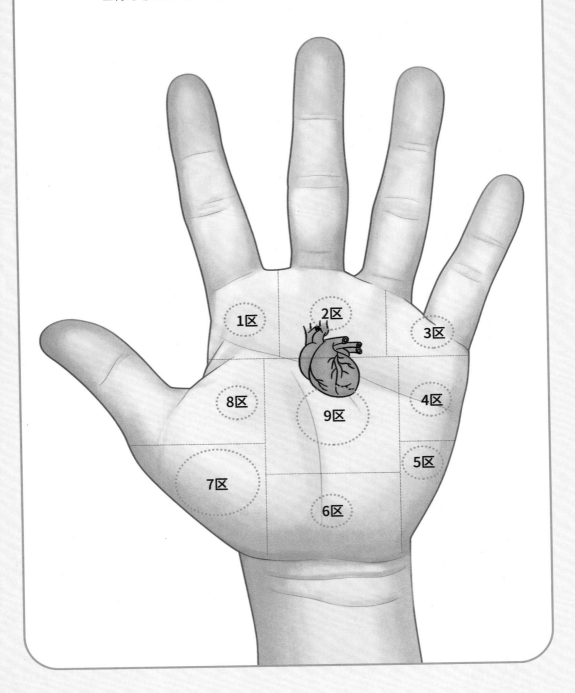

3区分前后，前3区反映视听情况，后3区反映肾和生殖问题

3区在无名指和小指的下面。我们把3区一分为二，前边一半叫做前3区，后边一半叫做后3区；无名指下面就是前3区，小指下面就是后3区。

前3区还叫做视听区。如果前3区这个地方有纹路，一般容易视力不好，比如老花眼。

前3区最常见的，第一个是井字纹。如果在前3区的左边出现了井字纹，一般是近视眼；在右边就反映了听力情况，耳鸣、耳聋的人可能会出现井字纹。

如果出现三角纹，会比井字纹要严重一些，那或许就不单是近视、远视的问题了，可能是青光眼、视神经病变的问题。如果右侧出现三角纹，那就比耳鸣更严重了。

后3区（小指下面）主要反映肾和生殖健康问题，尤其是生殖系统的问题。如果在后3区出现井字纹，女性临床上可能出现习惯性流产，男性可能出现前列腺炎、前列腺增生等疾病。

如果出现格形纹，就提示其性功能可能已经比较弱了，女性不排卵，男性少精、精子活力不足，不太容易受孕。

如果出现圆形纹、星形纹，就容易得急性病，可能是结石或者是急性发作的痛经、崩漏等病。

如果出现岛形纹，就有可能是囊肿、肿块、子宫肌瘤等病。

3 区主要反映视听问题和肾、生殖健康问题。

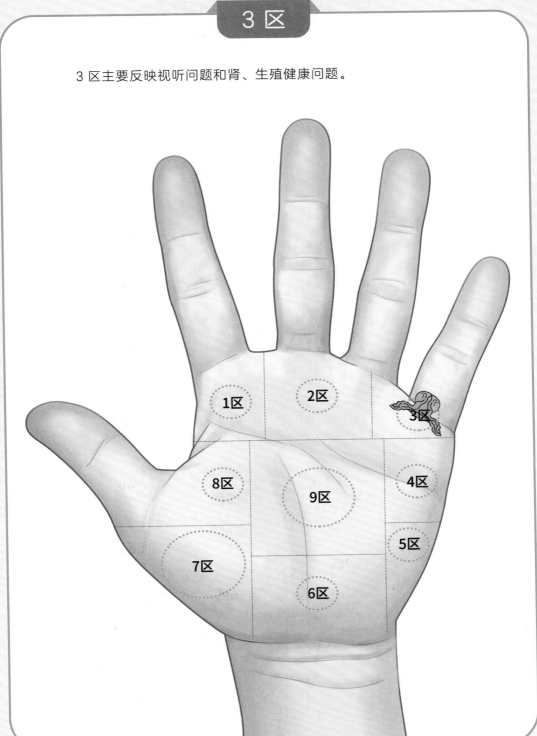

前 3 区左边出现井字纹，一般有可能是近视眼。

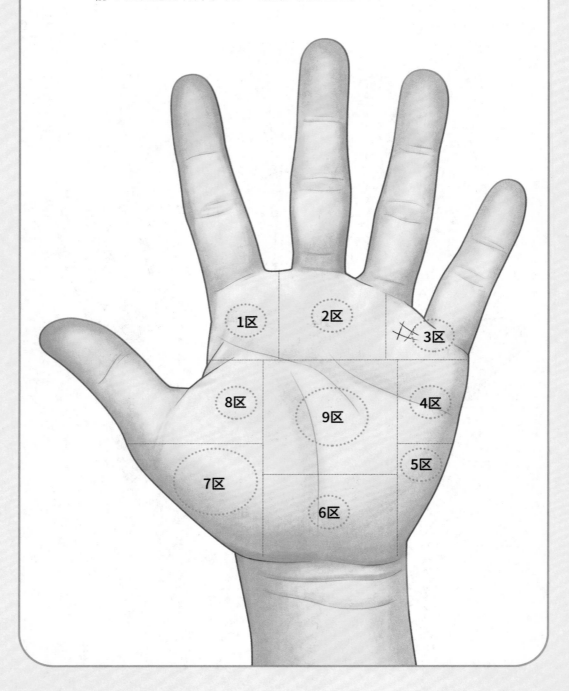

后 3 区井字纹

后 3 区出现井字纹，女性临床上可能出现习惯性流产，男性可能出现前列腺炎、前列腺增生等疾病。

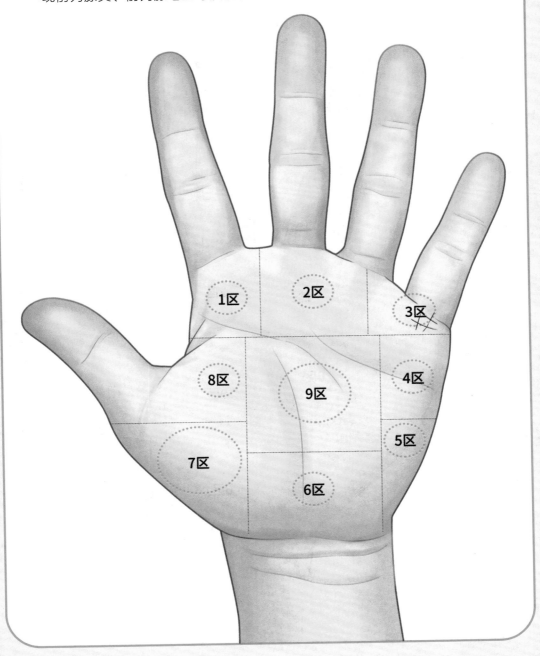

后 3 区出现岛形纹

后 3 区出现岛形纹，就有可能是囊肿、肿块、子宫肌瘤等病。

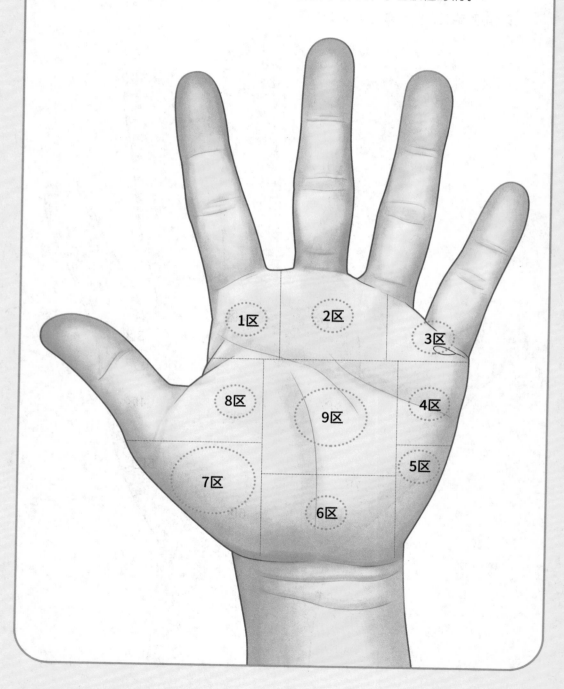

4区反映的是呼吸系统情况

4区在小鱼际偏上这一块，它反映的是呼吸系统情况，也就是我们肺部的情况。如果它饱满，就证明这个人的呼吸功能可能非常好；如果这个地方的纹路很乱，皮肤很粗，就代表这个人的呼吸功能可能不好；如果这个地方出现了青筋，色白，就证明这个人可能肺寒；如果这个地方色红，就代表这个人可能肺热，或许有慢性炎症。

您有没有发现，我们的五脏——心肝脾肺肾，只有肺是跟外界直接相通的。

4区最常见的情况就是红白相间，或者是整体呈现白色。红白相间证明有炎症，可能是细菌感染，可能是环境刺激，也可能是吸烟、吸二手烟导致。

在4区如果出现了岛形纹或者斑点纹，可能是肺部有结节，甚至是良性或恶性肿瘤。

肺癌是现在我国发病率最高的肿瘤，为什么呢？

吸烟、吸二手烟，还有雾霾等污染因素都会导致肺癌，而肺癌是到了晚期才有症状，所以在早期如果不体检，就很难发现。而肺癌不会给患者带来疼痛感，因为肺脏没有感觉神经，这是人类进化的结果。如果我们喘一口气，空气进入肺，我们感受到神经疼的话，会非常难受，所以在慢慢进化的过程当中，肺进化成没有感觉神经了。因此，患者即使得了肺癌，也很难察觉。

4 区反映的是呼吸系统情况。

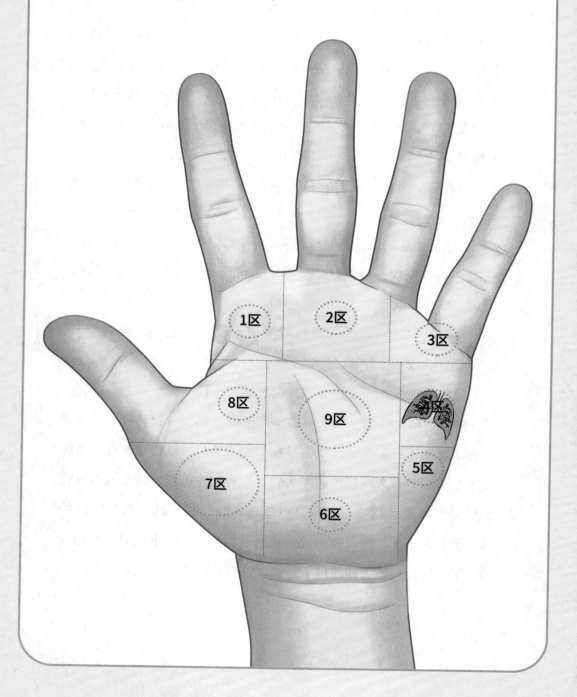

4 区岛形纹、斑点纹

4 区如果出现岛形纹或者是斑点纹，可能是肺部有结节，甚至是良性或恶性肿瘤。

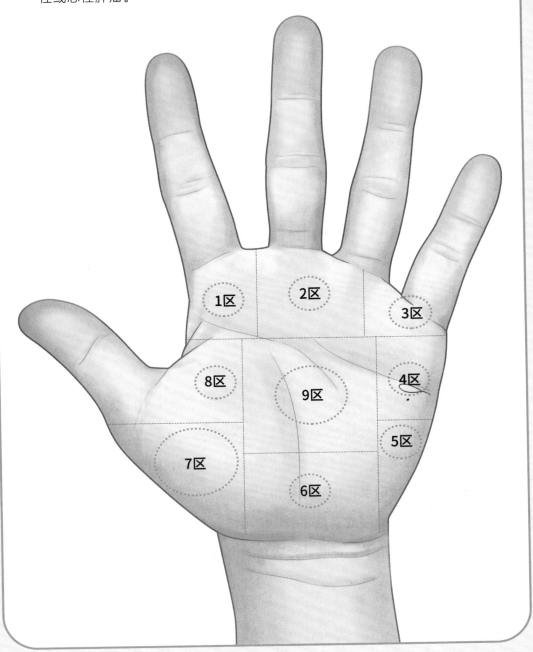

很多人体检都会发现有结节，大家不用紧张。因为绝大多数小于 8 毫米的结节是良性病变，并不影响健康，只需要遵从医嘱、定期复查。很多人得过结核或者是炎症，它会形成斑块或者结节，这对健康没有任何影响，只需要您定期去复查就可以了。

我们看 4 区，如果出现了岛形纹、斑点纹，就说明您可能需要注意健康，要遵从医嘱去医院复查体检了。

我们身边有很多人其实感染过结核分枝杆菌，但是并没有发病，很多人肺上都有钙化点，说明其已经感染过，但是自愈了，本人根本不知道，就是因为肺没有感觉神经，所以他没有一点症状，然后就好了。

肺结核通过飞沫传播，在古代属于"风、痨、臌、膈"四大难病之一的痨病，非常难治。但是现在它就不是大病了，西医、中医都有办法治。

5 区反映头的健康

5 区在小鱼际掌根部，又叫作月丘，不但反映了头部健康情况，还反映了我们的心理状况和肺叶状况、呼吸功能。所以，**如果 5 区丰满，则代表这个人的这些功能大概率是正常的；如果这个地方有很多纹路，比较散乱，皮肤比较粗糙**（排除体力劳动造成的粗糙），**就证明这个人的心理或者是呼吸功能可能有问题；如果这个地方发青或者发白，低陷了，证明其呼吸功能可能低下，也就是肺寒。**

5 区在一定程度上反映了头和心脏状况、肺叶状况和呼吸功能。

在肺的问题上，5区和4区有什么区别吗？

4区更深一些，4区一般反映肺叶下部的问题。5区反映我们肺叶上部的问题。

如果5区出现了十字纹，就说明鼻子、咽喉或许有问题，可能是鼻炎、鼻咽炎。而如若是气管炎、支气管炎，则一般可能出现三角纹。更严重的病比如慢性支气管炎、肺气肿等，5区可能出现岛形纹。

其实出现呼吸系统疾病时，患者要做的第一个是保暖，第二个就是远离烟草，尤其是二手烟，在雾霾天少出门。如果得了肺气肿、慢性支气管炎，我给大家分享一个临床行之有效的办法，基本不用花钱，也非常方便，效果比吃药还好。这个方法叫穿花椒背心，是一个外治法。

把生花椒面缝到棉背心里面的夹层，穿上，就能起到非常好的治疗老慢支、肺气肿、哮喘的作用。我记得两年前，一位老总的母亲每年都要住院，就是因为哮喘。当时我们策划"医道传真"这个栏目的时候，他问我："王老师，这种病能不能治？"

当时我就告诉他，做花椒背心穿。结果那个老总叫他的姐姐给他的母亲做了一件花椒背心，穿上之后到现在两年了，没有再复发过。前段时间，我们单位的一个同事，是从内蒙古过来的，那里高寒，一直用抗生素、激素，但是控制不住哮喘病情。我给她开了中药，她的病也是时好时坏的，因为这个同事特别信任我，

5区十字纹

5区如果出现了十字纹，就说明鼻子、咽喉可能有问题，也许是鼻炎、鼻咽炎。

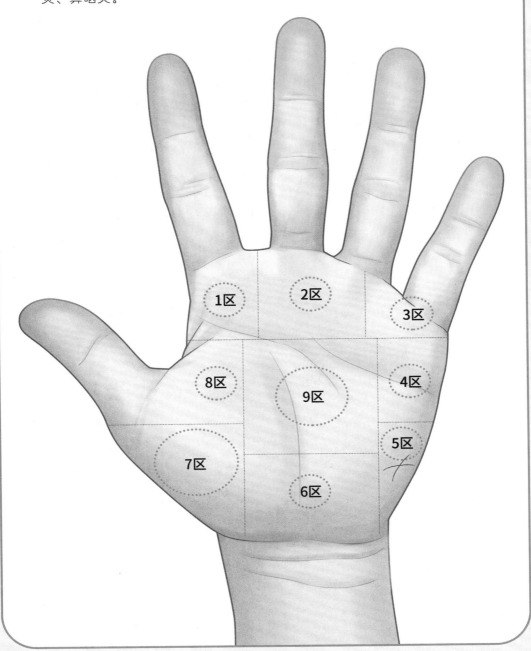

5 区三角纹

5 区出现三角纹，说明可能有气管炎、支气管炎。

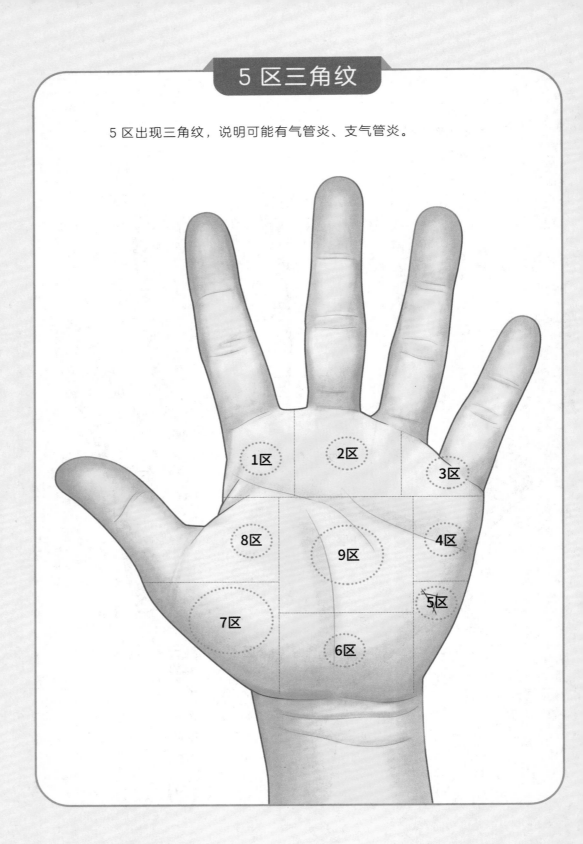

在束手无策之际，我说您穿穿花椒背心吧。她穿上当天哮喘就有所缓解。

因此，我在临床上深有体会，花椒背心会起到意想不到的效果，只是方法太简单了，以致很多人不相信。但是事实证明，它的效果确实非常好。早在金元时期，名医朱丹溪治疗哮喘有一个绝招，是治疗哮喘的捷法，能快速缓解哮喘症状，朱丹溪用的就是花椒。其次，花椒背心使花椒离我们的皮肤很近，离肺非常近，直接吸附在我们的皮肤上，疗效就好。

6 区反映肾和生殖泌尿系统的问题

6区在大小鱼际之间，反映肾和生殖泌尿系统的情况，所以这个地方反映的问题比较私密。这里最常见的病理纹是十字纹。

6区除了反映肾和生殖泌尿系统的问题，还反映腰椎的问题。把6区一分为二，如果在6区的上部出现十字纹，那就证明这个人可能患有肾虚或者腰椎间盘突出，易经常腰疼、腿疼、腰膝酸软；如果在6区偏下的部位出现了十字纹，就证明这个人可能有男科或者是妇科方面的疾病。

如果出现了十字纹没有及时调治，没有补肾，它慢慢地就会变成三角纹。如果在6区偏上的位置出现了三角纹，就可能患肾炎或者骨质增生；如果在6区偏下的位置出现了三角纹，就可能患一些比较严重的男科、妇科病，男科病常见的有阳痿、早泄，

6 区一定程度上可以反映肾和生殖泌尿系统的问题。

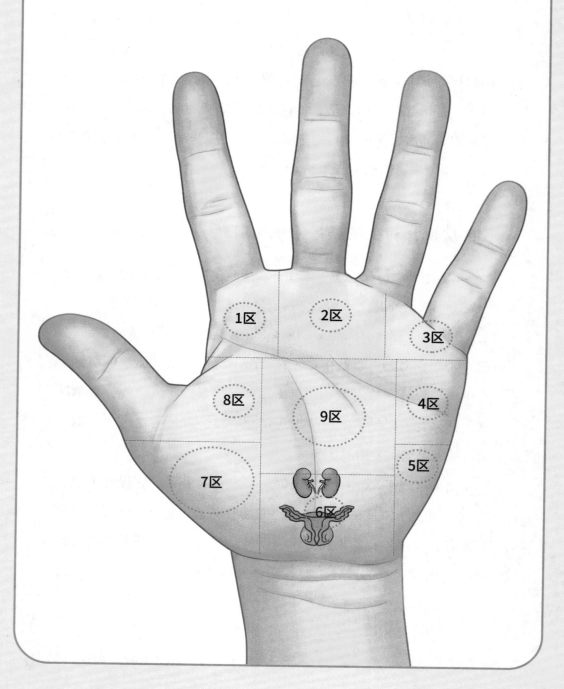

6 区十字纹

6 区偏下的部位出现了十字纹，就证明这个人可能有男科或者是妇科方面的疾病。

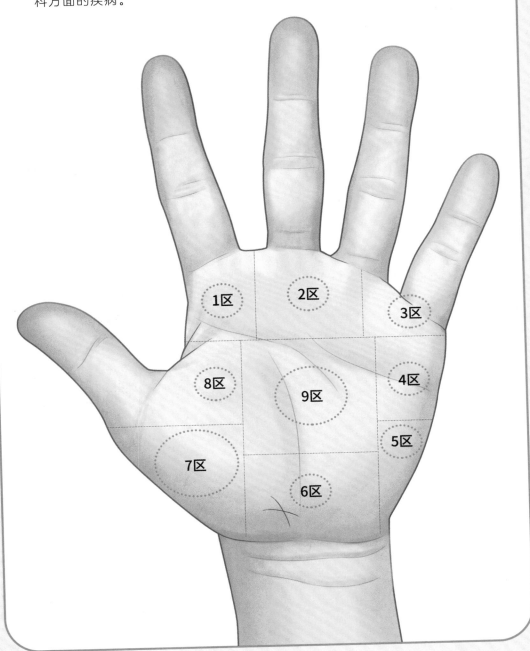

6 区三角纹

　　如果 6 区偏上的位置出现了三角纹，可能患肾炎或者是骨质增生；如果在 6 区偏下的位置出现了三角纹，男性可能患有阳痿、早泄，女性可能患有子宫肌瘤、卵巢囊肿。

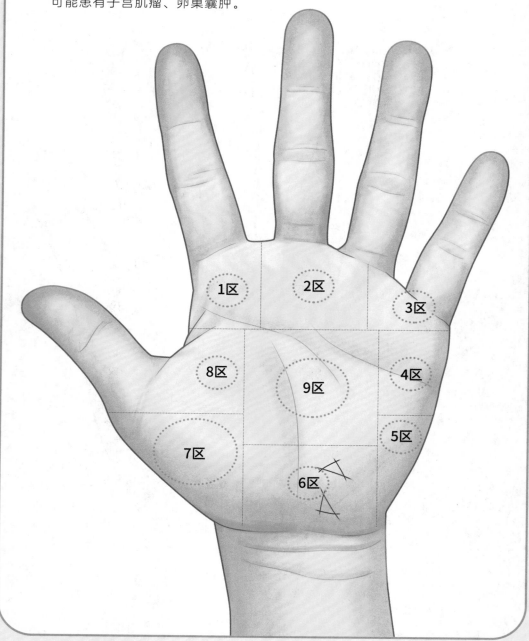

6 区出现了菱形纹，一般可能会有前列腺炎、阳痿、早泄等情况。

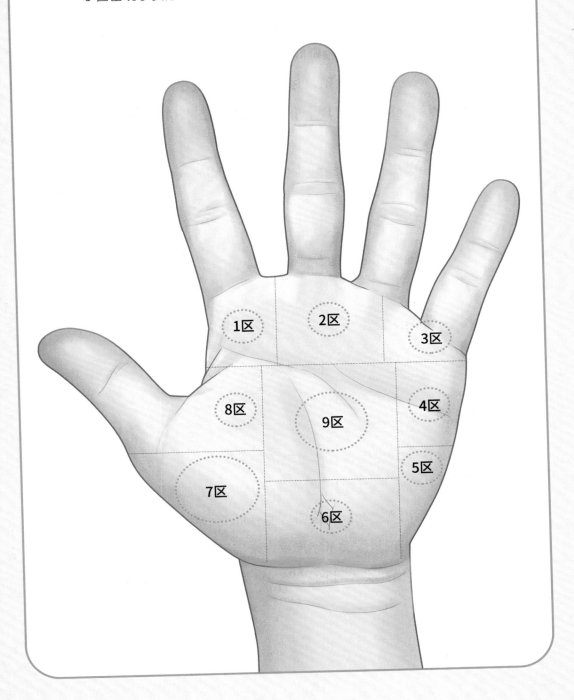

妇科病常见的有子宫肌瘤、卵巢囊肿。

大鱼际和小鱼际中间有一个缝隙，**如果这个地方出现了菱形纹，一般可能会有前列腺炎、阳痿、早泄等情况；如果出现像小岛一样的纹路，容易出现腰椎间盘突出的情况。**

6区丰满，代表了生殖泌尿系统功能大概率非常好；如果6区塌陷，青筋暴露或者出现了非常乱的纹理，代表生殖泌尿系统可能有疾病。

3区和6区都一定程度上反映了生殖功能的状况，这两个位置怎么区别呢？

这两个位置可以相互参照，3区主生育，所以生育方面可以借鉴3区；可以通过6区辅助看腰部情况，看生殖功能、性功能。

7区反映脾胃功能

7区在手的大鱼际上，主要反映了人体的消化、吸收功能。7区常见的第一种病理纹是井字纹。

如果病人患胃黏膜病变的时间长了，就会在大鱼际上形成井字纹，所以它的出现代表人体可能有消化系统疾病。另外，当一个人大鱼际上出现十字纹时，表明可能是经常性的消化不良。

7区还可能出现三角纹，表明可能有胃炎、溃疡等病。

7区还可能出现星纹和米字形纹。米字形纹和星纹可能见于一些突发性疾病，比如突发性的胃疼、突发性的胃炎；如果出现了

7 区在一定程度上可以反映脾胃功能。

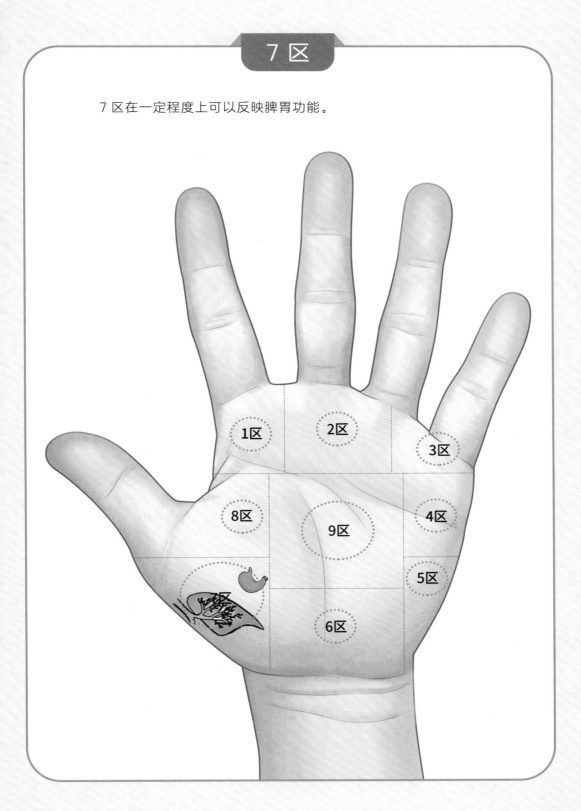

7 区出现井字纹，说明可能有消化系统疾病。

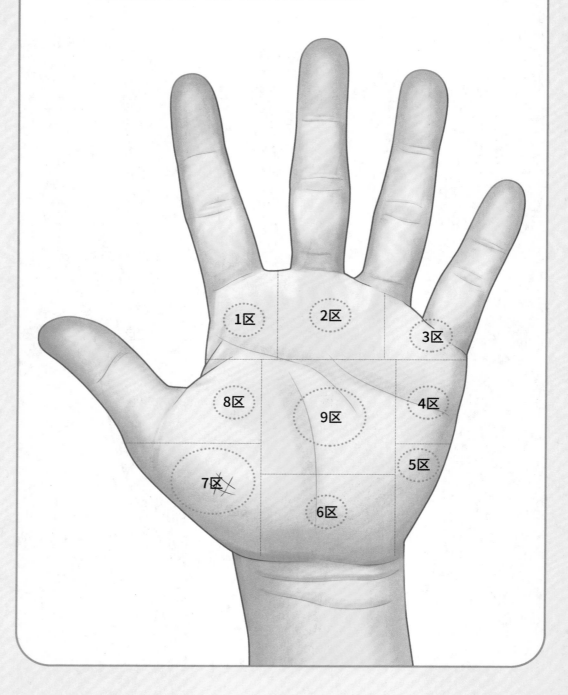

岛形纹或者环形纹，可能已经形成顽固性的病灶了，比如胃息肉、胃溃疡，甚至是一些难治的胃病。

最严重的情况就是在 7 区出现斑点纹或者黑点。这种情况一般是胃部出现良性或者某些重大病变，此时建议患者去医院做一个胃镜。

有人手上 7 区出现斑点纹，但是做了胃镜却发现身体没有器质性病变。这种情况少，那就要看一下，他是只有这个地方有斑点纹还是整只手上都有。如果整只手上都有斑点纹，那可能就不是胃的问题了，而是全身毒素堆积，比如说可能有肾病、肝病、脑病，是全身的问题，而不是局部的问题。

另外，可以通过大鱼际看脾胃功能好不好，**如果大鱼际非常丰满，就说明脾胃功能大概率非常好；如果大鱼际比较扁平，肌肉不丰满，那这人的脾胃功能可能偏弱。**

其实我们在生活当中或者在临床上也会发现一些老年人的鱼际部是塌陷的，没有力，摸上去就是一张皮，一按就凹下去了，松手后弹不起来，这证明其脾气已经虚掉了。如果是经常便秘的人，他的 7 区可能青筋浮露，也就是我们说的瘀滞了。

7 区除了反映脾胃的功能，还反映呼吸道的功能。大鱼际比较丰满，这是正常的，说明人比较有气，肺活量比较大；如果大鱼际特别厚，跟熊掌一样，就说明可能有痰湿。

因此，7 区不是越大越好，任何事情都要有个度，过犹不及。还有很多女生，大鱼际很小，饭量少，肺活量也小，干活就特别

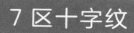

7区十字纹

7区出现十字纹，表明可能是经常性的消化不良。

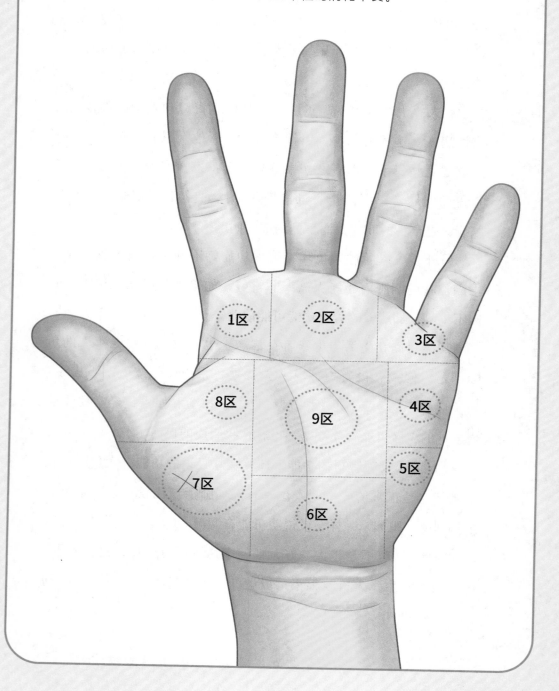

7 区出现三角纹，表明可能有胃炎、溃疡等病。

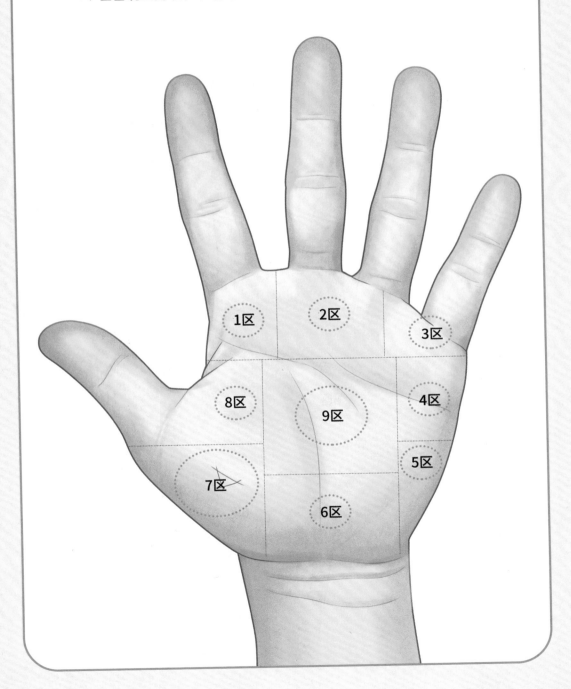

7 区米字形纹

7区出现米字形纹，可能见于一些突发性疾病，比如突发性的胃疼、突发性的胃炎，等等。

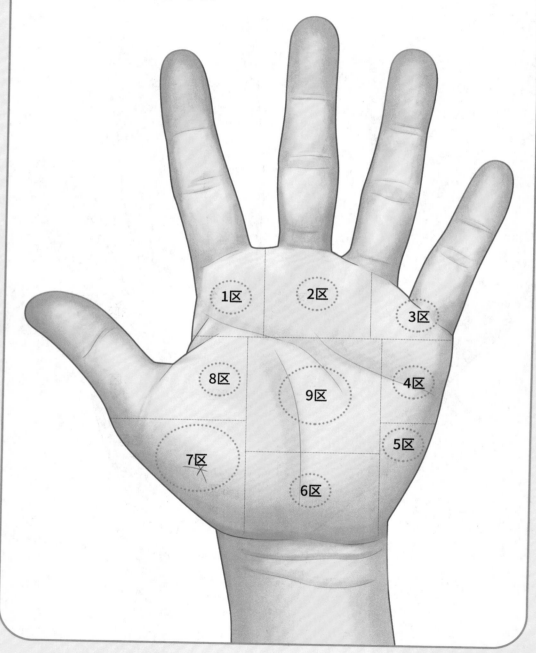

　　7 区出现环形纹，可能是已经形成顽固性的病灶了，比如胃息肉、胃溃疡，甚至是一些难治的胃病。

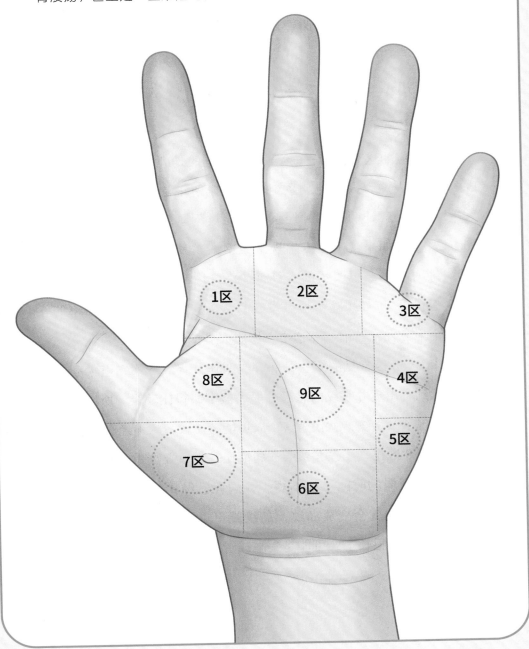

容易疲劳。

如果鱼际穴这个位置发青，就要引起我们的注意了，这代表大概率是胃寒、肺寒；大鱼际发红，可能是胃热、肺热；大鱼际静脉怒张，这种多见于关节疼或者是脊柱有问题。

8区对应肝：虎口对应的位置发红，性欲旺盛；位置发青，性欲低下

虎口对应的这个位置——8区，它对应的是肝。如果这里丰满红润，就代表这个人的神经系统功能大概率正常；如果这里出现了一些杂纹，就证明他的神经系统可能过于紧张，自主神经功能可能紊乱了。如果这个地方出现了皱褶，尤其是田字纹，就证明胃部可能有溃疡。胃溃疡的人经常会在8区出现田字纹（既有竖道，又有横道）。如果这个地方发红的话，这个人的体质大概率偏热；这个地方发青的话，那这个人体质大概率偏寒。

临床上，8区常见的第一种病理纹叫作井字纹。不知道大家有没有注意到，出现井字纹的患者一般大概率病得比较轻。所以，如果8区出现了井字纹，就代表这个人可能有比较轻的神经衰弱。

如果在8区出现了三角纹——病情比井字纹要严重一点，说明这个人神经衰弱的时间可能不短了，病程已经比较长了。如果还不干预，它可能就会变成岛纹，岛纹就更重了，说明其神经衰弱的时间可能已经很长了，可能是失眠或者是有神经症了。

8 区对应肝。

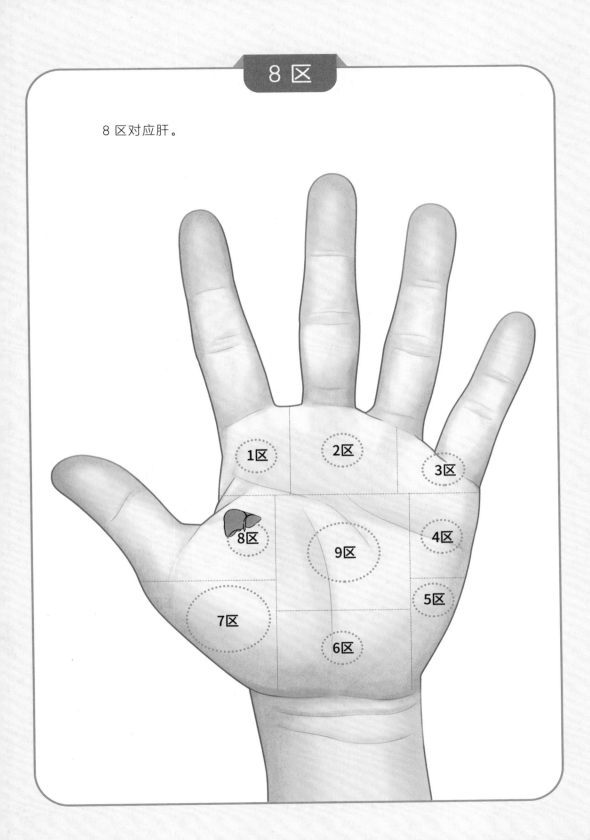

胃溃疡的人很可能会在 8 区出现田字纹。

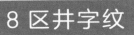

8 区井字纹

8 区出现井字纹，代表这个人可能有比较轻的神经衰弱。

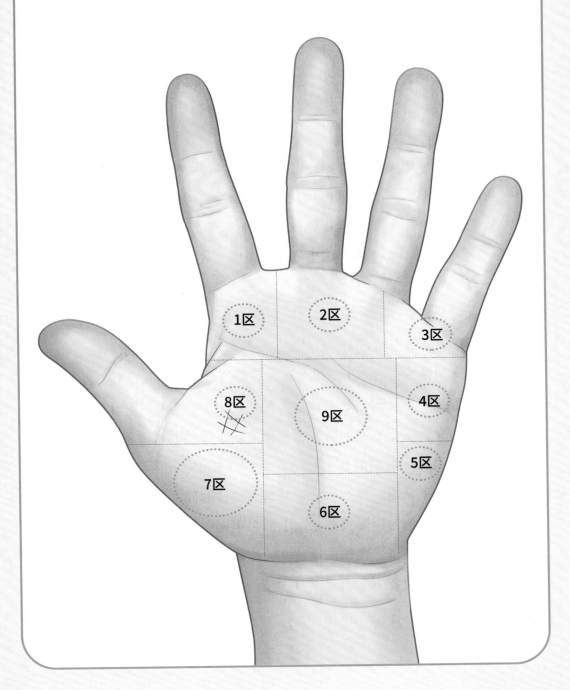

一旦出现这种情况，怎么办呢？其实手诊有一个先天的优势，凡是可以诊断出可能患有疾病的地方，都可以在这个地方辅助治疗疾病。如果您是学针灸的，就可以在这儿艾灸或者针刺，能够起到一定的治疗神经衰弱的作用。如果您不会怎么办呢？您可以观想，您闭上眼睛坐着或者平躺，把您的注意力放在 8 区（虎口对应的位置），慢慢地，"深、长、匀、缓"地呼气、吸气，长时间这样练习可以舒缓精神，辅助治疗神经衰弱。

我们常说"十指连心"，手跟我们的注意力或者神经系统有先天的亲近关系，所以您把注意力放在 8 区就更容易安静下来。

如果 8 区出现了黑点呢？就代表神经系统可能出现了疾病，神经系统疾病不属于内科医生的诊疗范畴，建议去精神卫生科进行诊治。

如果此处出现了黑点，容易罹患阳痿、早泄等。

手诊时，这个地方主要看性欲。

很多男性，在二十多岁雄激素水平高的时候，性欲特别旺盛，虎口隆起，可以见到红色。女性一般是三十五岁以后，四十岁左右，因为女性三十五岁的时候，雌激素水平降低，雄激素水平相对来说较高，所以这时候女性的性欲就旺盛了。更年期的妇女，在雌激素水平减退，雄激素水平升高的这段时间，服用一些知柏地黄丸有一定的滋阴降火效果。上海名中医张伯讷老先生，有一张处方叫作二仙汤，在知柏地黄丸的配方的基础上，保留了知母和黄柏，只不过把其他药换成了仙茅、淫羊藿、巴戟天、当归，

8 区出现三角纹，说明这个人神经衰弱的时间可能不短了，病程可能已经比较长了。

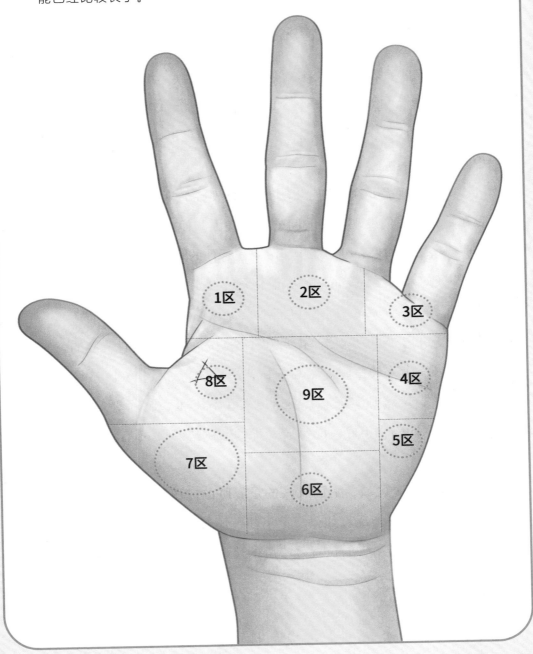

这几味药既可以调节雌激素分泌，又可以调节雄激素分泌，所以男人可以吃，女人也可以吃，对于更年期综合征，它更专业。

9 区反映心脏和胃的情况

9 区就是手掌中间这一块，在手心上，反映心血管功能和消化功能。如果这里是一个大坑，这个人的消化功能和心血管功能大概率较弱。所以，在临床上经常看到一些脾胃虚弱的人，一伸手，中间就是个大坑。

这种人就需要注意调节情绪，如果失眠的话要及时治疗。因为在临床上我们发现，长时间失眠的病人，他的心脏功能会慢慢减弱；反之，如果心脏功能慢慢减弱了，他的睡眠也会出现障碍。

9 区如果色红，就证明心跟消化系统可能是有热的；色白就是可能有寒；色青就说明它们可能不光有寒了，还会出现腹痛；如果出现了红白相间的颜色，就证明消化系统可能是有慢性炎症的。

如果一个人的鱼际非常高耸，各个丘也高耸，把 9 区挤得没有位置了，这就是实证，要泻。如果气不流通，最后就会憋死。反之，9 区凹陷也不好，说明气虚。9 区宜宽宜平，不宜拥挤，不宜低沉。

9 区分两个区域，上面反映的是心脏的健康情况，下面反映的是脾胃的健康情况。如果您记不住，还有一个办法，把您的手指窝回去，中指指尖的位置是心脏的反射区，剩下全是消化系统

9 区

9 区一定程度上反映心脏和胃的情况。

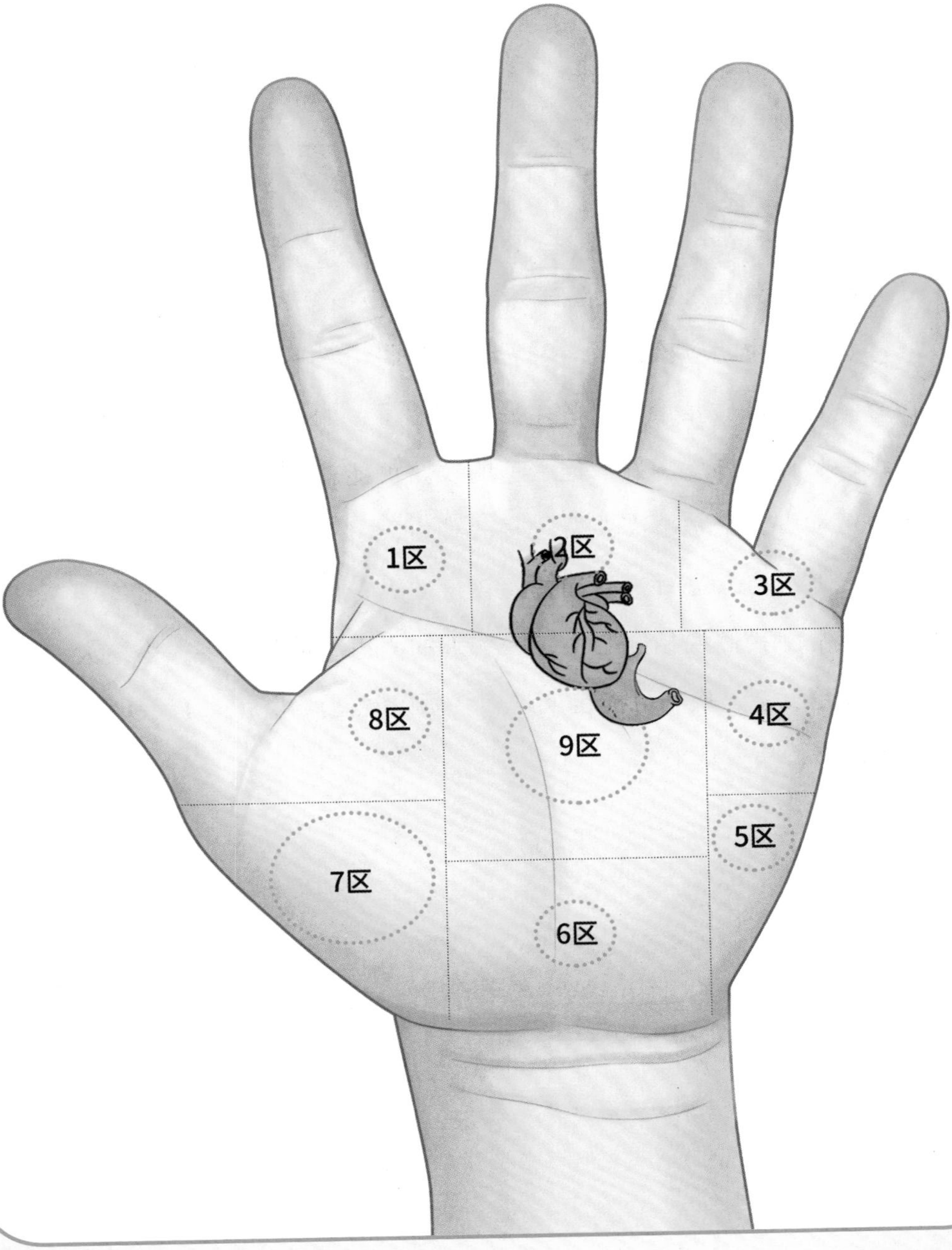
1区
2区
3区
4区
5区
6区
7区
8区
9区

的反射区。所以，心脏不好的人，您按一下劳宫穴（手指窝回去，中指指尖这个位置），它可能会非常胀，能起到一定的强壮心脑血管的辅助作用；如果是消化系统不好，就可以按大鱼际、小鱼际、9区。

看掌纹，要抓主要矛盾

我们在看掌纹的时候，会发现自己的掌纹非常乱，米字形纹、三角纹……乱七八糟的纹路都有，那我们应该怎么看？

其实，我们应该按区看。看最不顺眼，一下就吸引您眼球的位置，它或许就是最主要的矛盾。当然了，如果这个人的思想越单纯，身体或许就越好，他手上的纹路可能就越清晰。大部分的体力劳动者，平常不需要费过多的脑力，手上的纹路就只有三条主线。天天与人进行情商和智商较量的人，他们的纹路大概率会越来越乱。我们说相由心生，一个人的心思、欲望越多，手纹大概率就越复杂，疾病可能也就越多，所以"恬淡虚无，真气从之，精神内守，病安从来"。

望诊时要将宏观和微观结合

可能很多人在看书时会跟自己的手一一做对应，结果给自己对出了一身冷汗，一下处于焦虑状态了，这其实就是过度执着。

以前我们学医的时候也是这样，从大学一年级开始，老师讲气虚、血虚是什么表现，我们会一一对应，就会发现大部分同学都有这些症状。

其实不仅是手诊，面诊、舌诊都有一个共同的问题，就是您学的时候感觉自己学明白了，用的时候又不会用了。所以学习望诊，除了学习理论知识，还需要我们在临床上不断地印证、总结经验。"学而时习之"，当您见到了一个手纹有问题的人，诊察后，这个案例就会一下印到您的脑子里，一辈子都忘不了，所以实践很重要。

我们在学习的过程中需要注意，中医的望闻问切都是宏观的，当然也可以微观化，但是这需要的时间非常长，所以很多人学了之后，就会给自己"下诊断"，其实这太武断了。我们诊断疾病是需要西医的实验室检查来支持的，不能通过简单的望诊或者一个纹路，就判断您是不是患病了。

因为不管是手诊也好，舌诊也好，还是脉诊，它们更具有指导意义、辨证意义，所以我们不要学了之后看自己是一身病，同样也吓唬别人，把别人也吓得得了一身病。

因为望闻问切是帮助病人的，不是吓唬病人、控制病人的。前段时间有个人看了《望诊奇术》，专门从武汉跑过来，一进门就说："王老师，您的望诊讲得很好，您看我有什么病？"

这本身就不客观，如果望闻问切能够明确诊断出您是小细胞肺癌或者肺上肿瘤有多大，那医院大可关门，我们就不需要病理科，也不需要实验室，只需要开一门望诊课就可以了。显然这是不客观的，学习望诊最忌玄化、神化望诊学。

因此，一定要把宏观和微观结合，这也是我们不断给大家传达的思想，中西医一定要结合，不要相互排斥。

所谓"望而知之谓之神"，扁鹊见蔡桓公的时候，一眼就看出他所患的疾病，我也希望您能够达到扁鹊的高度，但这需要很长的时间。当然了，现在有发达的西医支持，或许对于学习中医的人来说是一个非常好的机会。您只需要慢慢走，不要着急，相信有一天，您也可以成为"望而知之谓之神"的那个神医。

每一个内脏在手上都有反应点

手掌上的各个反射区

其实，每一个内脏在手上都有反应点。手指头对应我们的头，掌心的中心点对应心和胃，掌根对应肾。所以，我们定好这三点，其他的在这中间找就可以了。

首先，从大拇指的手指头开始从大往小找。比如说大拇指的手指头像额头，所以大拇指手指头指纹面对应的是人的面部。

指间关节对应着颈椎，有颈椎病的朋友可以摸一下，如果手指桡侧按着特别疼那可能就是有颈椎病，是您的寰枢关节（第一颈椎寰椎和第二颈椎枢椎之间联结的总称，一共包括3个独立的关节）可能有疾病；如果下边疼，可能就是第六、第七颈椎有问题。

大鱼际和掌骨对应着胸椎跟腰椎。所以，腰疼的人，在大鱼际附近大概率能找到腰痛点。如果脊柱不好，我们就可以通过搓按大拇指桡侧辅助治疗脊柱的问题。

大鱼际除了前面提到的对应肺，也反映心脏健康，大鱼际过于肥厚的人也特别容易罹患心脏病或者冠心病。

如果一个人的大鱼际肥厚，他大概率是痰湿体质，容易在肺脏、脾胃、心脏出现痰湿，通过大鱼际可以辅助诊断这三个地方的疾病。心脏的反射区大概在大鱼际偏向8区（虎口）的位置，如果按压这个地方特别痛，可能是心脏有问题。

中指的指间关节是眼睛的反射区。

眼睛有疾患的人可以接受中医针灸扎中指的指关节，头疼也可以直接扎这儿，偏头疼就扎两边，下颚疼就扎正中间，后脑勺疼就扎后面——放血或者针刺都行，进行辅助治疗。

往下是嘴巴；嘴巴下面是气管；气管下面对应着两个肺脏；再往下劳宫穴对应的是心脏；劳宫穴（心脏）往下一点就是胃；胃后边就是胰腺；手掌的中心偏下，对应的是肠道——小肠、横结肠、降结肠；最后对应的是肾脏、生殖器等生殖泌尿系统。

小指对应的是耳朵，所以耳鸣、耳聋、听力不好的人可以经常按摩小指，甚至可以在小指放血或者进行针刺，辅助缓解上述症状。

我在临床上治疗耳鸣，除了用梅花针敲打耳廓，还喜欢在小指上扎一针，就是因为它对应着耳朵。小指也对应着肾，因为肾开窍于耳。

小指肚下面对应的是女人的生殖器，可以辅助查看不孕不育。

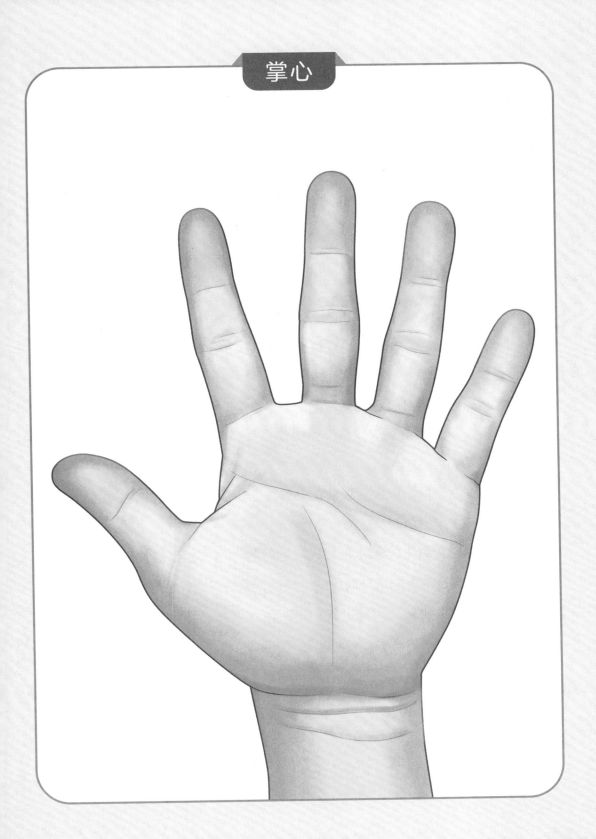

掌心

掌背主要看颈肩腰腿

掌心主要看内脏，掌背主要看颈肩腰腿。所以手诊的好处就是，您学完了之后，可以辅助诊断和治疗疾病。

掌背怎么看呢？以中指为主，中指关节突起的这根韧带，可以看作颈椎，所以颈椎不好的人可以按这里。

无名指和食指对应着上肢，在临床上治疗坐骨神经痛时，扎这两个位置。

膝关节对应的点在哪儿？就在四缝穴的背面，所以膝关节疼的患者，大多可以在这个地方找到压痛点，在指间关节进行针刺。

如果是脚后跟疼呢？针刺指头尖。针刺指尖可以治疗很多疾病。拇指和小指对应着下肢。

第一掌指关节对应颈椎，第二掌指关节对应胸椎，第三掌指（中指）关节对应腰椎，第四掌指关节对应尾椎。

肾脏在腰椎的两边，腰椎在中指，也就是第三掌指的骨头上，所以第三掌指的两侧对应的就是肾脏。

比方说我们平时工作很忙，没有时间专门去做保健按摩，我们可以在自己的办公室里面按摩整只手，辅助调理自己的身体。

通过我的讲解，再加上我们不断地练习和熟悉，相信您很快就会成为一个手诊高手。

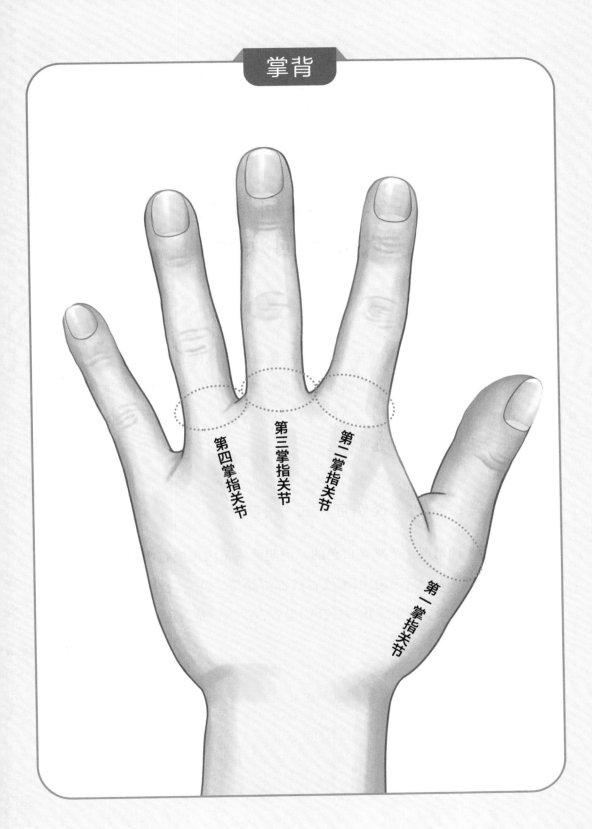

掌背

第四掌指关节

第三掌指关节

第二掌指关节

第一掌指关节

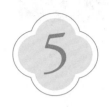

手掌的不同颜色
代表不同疾病

接下来我给大家讲手掌的颜色可能反映什么样的疾病。

前两天，我跟几个朋友在一块聊天的时候，大家伸出手来比了一下，我们发现每个人的手掌颜色都不一样，有偏红的、偏白的，这反映了什么问题呢？

手掌是白色的，说明可能正气不足

第一种情况，手掌是白色的，说明他的体内可能有慢性炎症。 他的正气不足，不能把细菌或者病毒清除掉，就会慢性化。比如很多慢性咽炎、慢性泌尿系统感染患者，手掌就是白色的。

手掌是红色的，代表体内可能有火

第二种情况，手掌是红色的。

学望诊的人应该知道，红色代表有火、有热，也就是交感神经可能兴奋或者体内可能有炎症。它会表现为早晨起来口苦、咽干，喜欢喝凉的，晚上睡觉梦多以及内分泌紊乱、口臭、心慌、失眠、耳鸣这些上火的症状。

手掌是紫色的，说明体内可能有瘀血

第三种情况，手掌是紫色的。

这是血液流动得太慢了，静脉血的颜色或者血液中的二氧化碳含量太高了，中医叫作瘀血。这种人可能有冠心病或者经常身上刺痛，外伤、胸闷、颈肩腰腿疼或者"三高"很长时间。

整个手掌发紫或者某一个点发紫都是这种情况，这就是瘀血的反映。如果是整个手掌都发紫，那就说明全身都有瘀血；如果只是一个点发紫，这个点在哪个脏器的反射区就是哪个脏器有瘀血。

手掌是青色的，说明体内可能有寒证和痛证

第四种情况，手掌是青色的。

大家都见过血管的颜色，很多人脸上还有手背上有青色，青色主寒证和痛证。

我记得上大学的时候，我的大鱼际就发青，这就可能是胃寒，我自己经常搓大鱼际，青色就下去了。所以，手诊除了可以诊断疾病，还可以辅助治疗疾病。您可以在医生指导下通过针灸、推拿和艾灸的方式，辅助治疗相关疾病。

手掌是咖啡色的，说明可能体内毒素太多

第五种情况，手掌是咖啡色的。

这种咖啡色不是晒黑了的那种颜色，是皮下透着咖啡色，而且没有光泽，所以大家一看这种颜色，就觉得非常"阴"。这种颜色一般是由重大疾病或慢性疾病或者是体内毒素太多导致的。什么样的病会导致体内毒素太多？比如肾病。

手掌是黄色的，说明肝胆系统可能有问题

第六种情况，手掌是黄色的。

很多人说我们中国人不就是黄色人种吗？但这里说的黄色是指没有光泽的黄。

黄色是肝胆系统疾病还有脾虚的代表颜色，黄色入土，西医的肝胆疾病也放在中医的脾虚上。所以，很多小朋友脸和手发黄，那

是脾虚，很多成年人手心发黄也是脾虚。如果最近一直消化不好、腹泻，您就会发现，原来红色的手心在腹泻几天之后就变黄了。

手掌有静脉曲张，说明体内可能有瘀血

第七种情况，不是看颜色，而是看血管。当然，我们手掌里都有血管，当您发现血管曲张，很明显有隆起性皮肤，那就是瘀血。跟前面讲到的紫色掌色是一样的，只不过紫色是看颜色，看一个面，而血管是看一个点。

有几个经常出现静脉曲张的地方，第一个是大鱼际。因为大鱼际是胃和肺的反射区，所以大鱼际出现静脉曲张，可能是呼吸系统、消化系统有瘀血；也可能是脊柱有外伤，长时间的疼痛损伤导致。

除了大鱼际还有什么地方可以见到静脉曲张？劳宫穴。如果一个人有心脏疾病，他的劳宫穴就容易静脉曲张。

虎口也会有静脉曲张的情况产生，它是1区和8区，也就是肝胆的反射区。可能有脂肪肝、胆结石、胆囊息肉、乙肝、肝硬化，反正离不开肝胆系统瘀血。

还有什么地方会出现静脉曲张？指尖关节，这个地方出现得相对多一点。它是脑袋、颈椎、膝关节的反射区，所以这个地方如果出现瘀血，就说明可能脑供血不足，有颈椎病，或者膝关节疼痛。

有肝掌的人可能会出现雌激素灭活障碍

在掌色上，我们请大家注意一个特殊的掌色——红色。生活中有一种情况，一个人一伸出手来，手心特别红，西医就叫作肝掌。

雌激素有一个作用——扩张血管。舌诊里面有一个知识点，部分女性在快来例假的时候，舌尖发红，这是为什么呢？雌激素使毛细血管增生。如果一个人出现雌激素灭活障碍，他不仅舌尖的血管扩张，面部、手掌的血管也会扩张，所以可以在手上见到肝掌；在脸上、手背、前胸、后背见到蜘蛛痣，也就是一个红点，它像蜘蛛的脚一样向外分散，您用笔尖按住这个红点的中心，就会发现所有的血管消失，当笔尖离开红点中心，周围血管又恢复了。

蜘蛛痣和肝掌都是由雌激素灭活障碍导致的。那么什么病容易导致雌激素灭活障碍呢？雌激素是由性器官分泌的，它要经过肝脏灭活，如果肝有问题，雌激素就会出现灭活障碍。比如说乙肝、肝硬化。肝硬化是雌激素灭活障碍中最严重的一种疾病，中医就叫作肝不藏血、肝火旺盛，所以一看到肝掌，中医就用黄芪汤加减。

当我们的手掌呈现五颜六色时，其实是身体在向我们发出求救的信号，一定要引起高度重视。

第三章

手掌上的线

一般我们手上有三条线，虽然有的人手上
只有一条线，有的人手上只有两条线，但
同时拥有三大主线是最常见的。

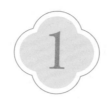

手诊的三大主线

一般我们手上有三条线，虽然有的人手上只有一条线，有的人手上只有两条线，但同时拥有三大主线是最常见的。

最下边的靠近大鱼际的这条线是1线，中间这根是2线，最上边的这根是3线。

通过看1线了解人的体质

1线主要反映人的消化系统功能，这个人体质强不强，消化功能好不好，可以通过1线辅助察看。

2线反映消化、神经精神系统功能和智商。

3线反映我们的头部功能和情商。

什么样的1线是好的？又长又粗又深为好。可能一个人的1线很短，但够深，够粗，这样也好。如果1线很长，但是不深也不粗，那么他的体质可能比较弱。

总之，深、清晰、长的1线就是好的。

1 线主要反映人的消化系统功能。

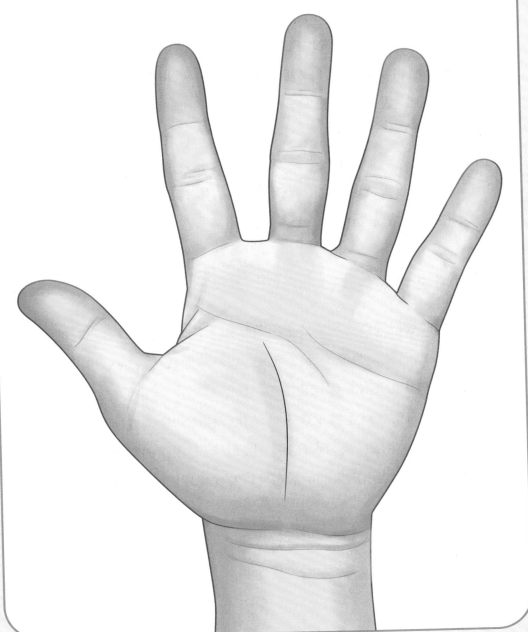

您会发现，还有一种人，他的1线断裂了，有的人是生下来就断开，有的人是长着长着断开了。如果原来是一条线，长着长着就断开了，就证明他在那个年龄段，身体可能出现了疾病。如果它原来是断开的，长着长着有条虚线，几条线接连起来了，那就说明这个病可能在慢慢地痊愈。

如果刚出生的时候1线就非常浅、短，后来也没变深，但在它附近内侧或者外侧长了一条辅助它的线——辅线，就证明体质和状态或许在好转。

总之，我们的1线越长、越深、越粗，体质往往越好，越健康；纹路越浅、越短、越细，就证明他的体质可能越差。所以，1线最主要的功能是辅助看一个人的体质。

通过看2线知健康

2线的纹线逐渐变细，终于小鱼际到无名指下垂直线处。标准的2线纹深而长，明晰不断，颜色红润，弯曲成优美的弓形，这条线向来被认为是神经系统功能的象征。

2线分布的区域主要反映人的消化、神经和精神方面的状况。由于人的精神生活愉快与否往往对生理状况有很深的影响，因此，2线能够明显地表示出人的生活态度以及支配环境的能力。

2 线反映一个人的健康情况。

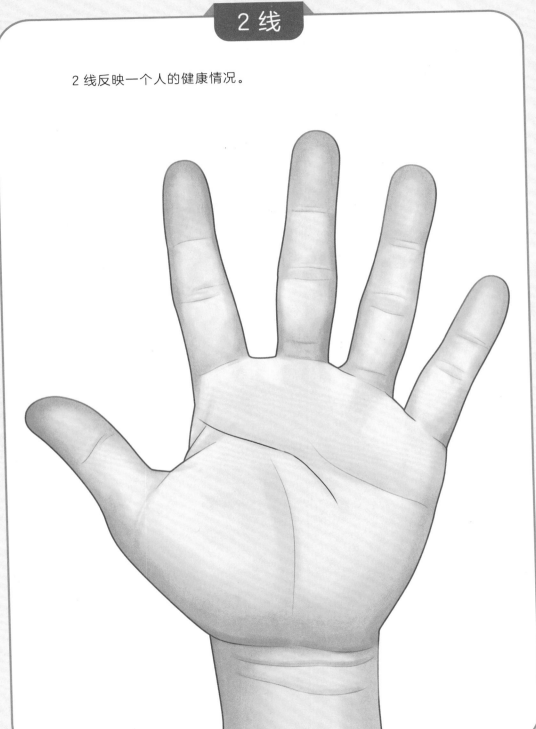

通过看3线了解人的身体状况

3线从小指侧的掌边开始，向食指方向延伸。正常的3线纹理清晰连贯不断，颜色红润，末端不短于中指中心垂线。

通过3线来辅助察看一个人的身体状况能得到不少信息。3线与心脏的关系最为密切：它能清楚地反映出以心脏为主的循环系统的运行状况，也能反映出心脑血管功能和中枢神经功能及性功能。

通过 3 线来诊查一个人的身体状况能得到不少信息。

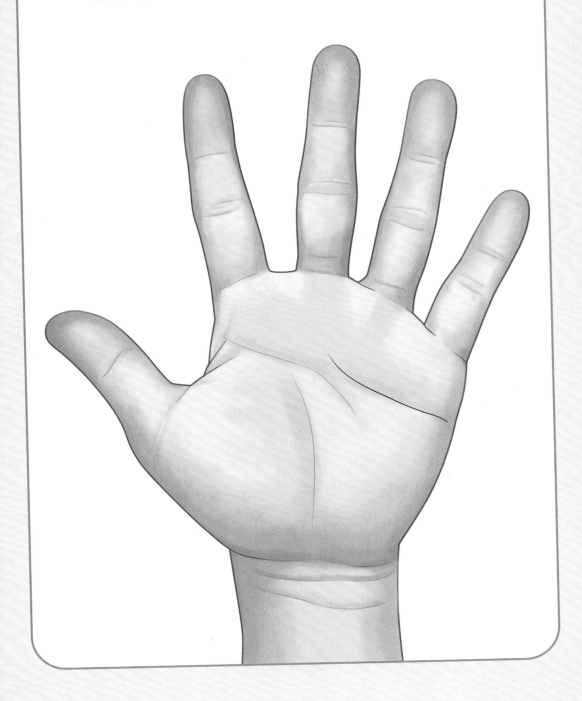

手诊的八大辅线

八大辅线不是人人都有

除了三大主线，还有八大辅线，三大主线一般是人人都有的，但八大辅线可不见得人人都有。

这八大辅线分别是：4线、5线、6线、7线、8环、9环、10线、11线。

4线，反映健康问题

4线起源于6区（大小鱼际之间），指向小指根。

您可以找一下有没有，如果没有就恭喜您，因为有4线代表身体有可能处于亚健康状态，所以有了这条线一般可能是体质出现问题了。

4线代表不健康——亚健康或者是有病了。当然不健康的人也

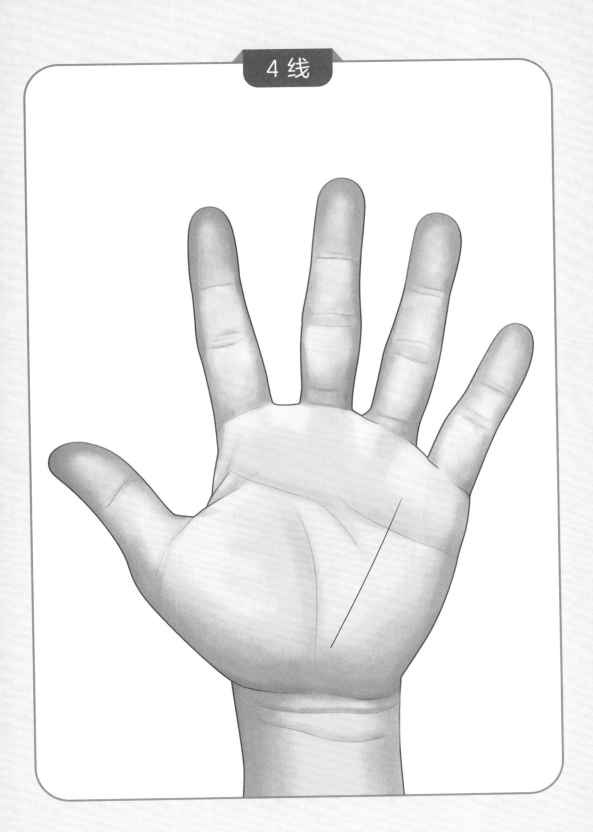

4 线

可能没有 4 线，所以它叫作辅线，不是人人都有的，不是一一对应的。

它的深浅程度或者长度，代表了疾病程度，越明显越不健康。

5 线，反映肾功能与泌尿生殖系统功能

5 线又叫玉柱线，是源于 6 区（大小鱼际之间）向上延伸至中指下的掌纹。此线并非人人都有，它跟遗传有关。

5 线的生理意义主要在于它既可以一定程度上反映一个人适应能力的强弱，又可以反映人的体质、心血管系统及精力的盛衰状况。

6 线，反映性功能

6 线又叫主殖线，能辅助看生殖功能。这条线一般人都有，没有的话，可能就是有病了。一攥拳，在后溪穴的位置稍往上就能发现一条横纹，这就是 6 线。

如果没有这条线，男性易得无精症，女性易得无排卵症。虽然在临床上我还真没见过没有 6 线的人，但是不孕不育或者没有子女的人很多。所以，没有子女，不一定没有这条线，但是没有这条线易患有少精、无精、阳痿等生殖系统疾病。

也不是说 6 线越长越好，如果 6 线特别长，超过了小指的中

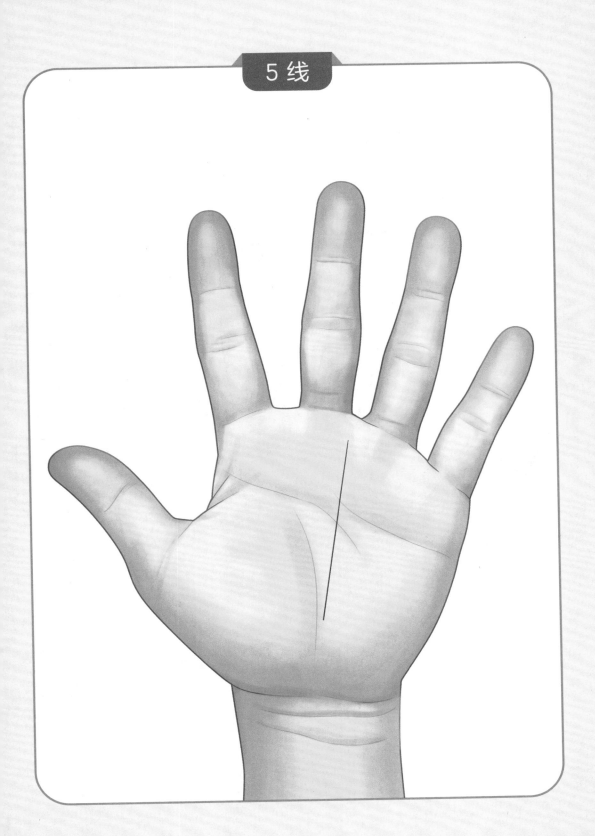

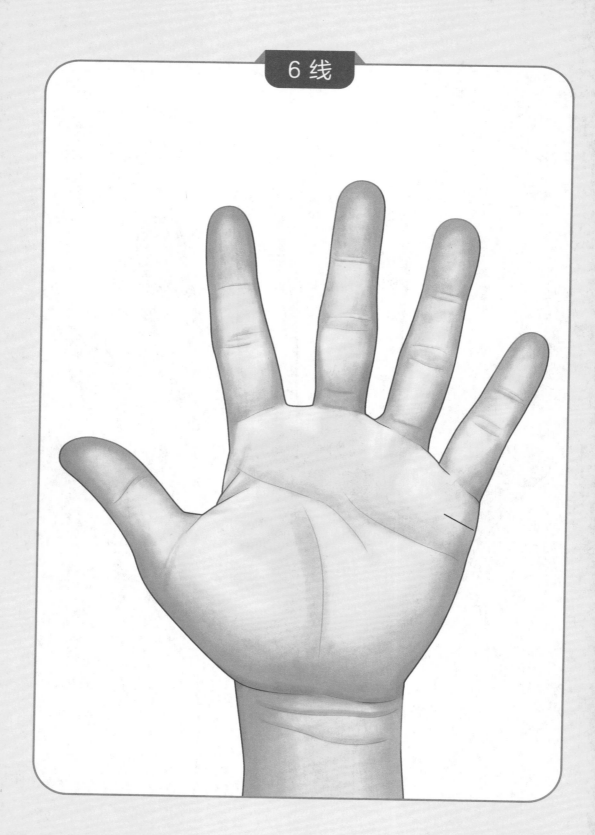

线，就证明男性可能有睾丸的疾患或者是前列腺的疾患，女性易会有妇科疾患，所以太长也不好。

7线，反映血压状况

7线位于无名指下方，它能够反映血压的高低异常，具体来说，如果7线形成但未切过1线，多提示低血压；若切过2线，则多提示高血压。此外，7线与其他掌纹互参，还可以反映心血管系统的功能状态。

8环，易过敏

8环起于食指和中指的指缝，止于小指跟无名指的指缝，形成淡淡的环状线。拥有8环的人容易过敏，比如说荨麻疹、湿疹，可能不能吃海鲜，所以拥有8环的人容易是过敏体质。在性格上，这类人大多追求高质量的情感。

9环，反映人的情绪

9环和8环非常相似，但不像8环那样特别大，它只是围绕在中指下。这种环可能出现在患精神类疾病的患者手上。这根辅线不是人人都有的。

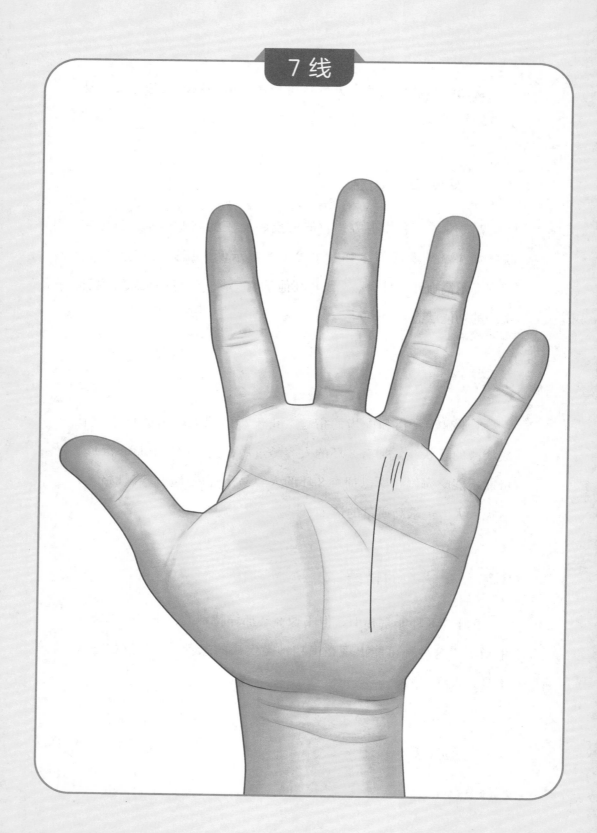

7线

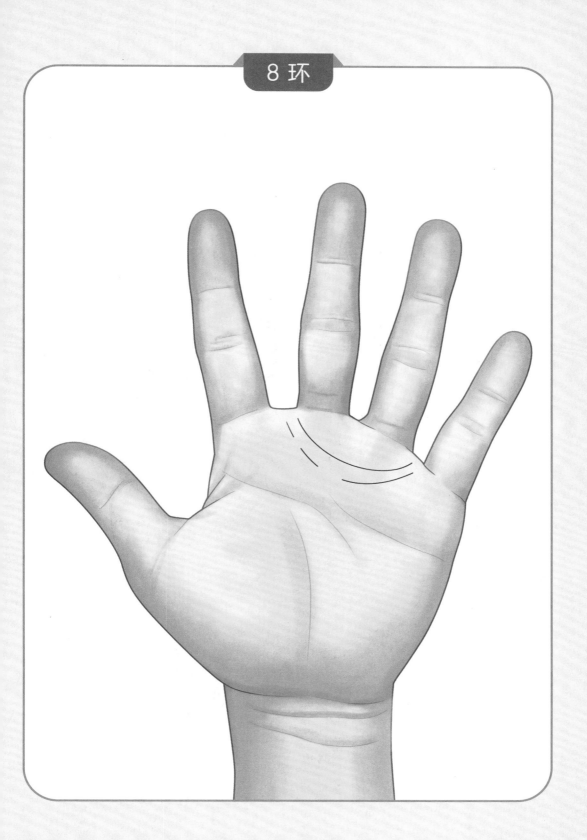

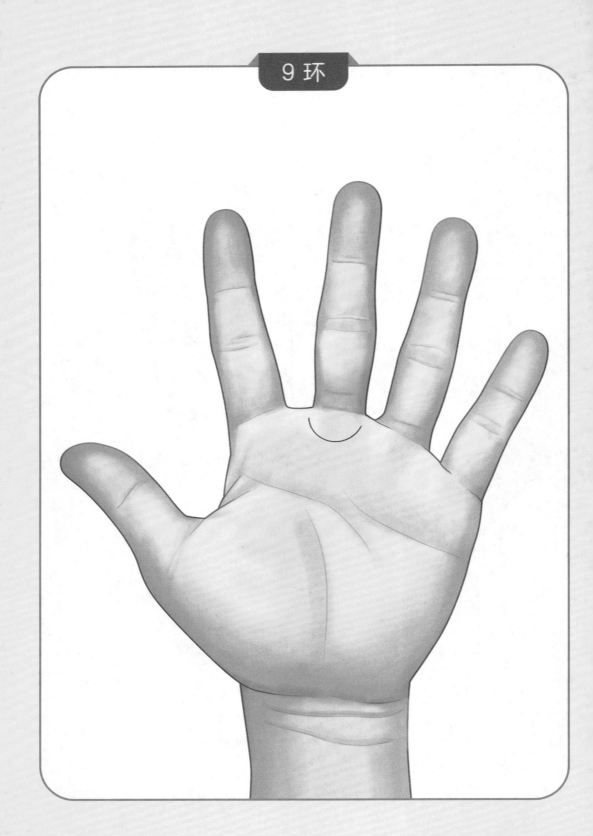

10线，反映生殖泌尿系统状况

10线像针一样笔直，在小指下，有的是直的，有的是断断续续的，有的是曲曲折折的。

10线在3区（在无名指和小指的下面）上。

此线反映生殖泌尿系统疾病，如果其色状粗而明显且有两三条，则表示可能患有下肢乏力症。

11线，反映您的体质

11线，在5区（在小鱼际掌根部）的横纹上，它又叫负健康线，多见于体质较差的人。像后天房事过度，精力消耗特别大的人可能会有11线。当然，有的人不过度放纵也会有，这种人可能有糖尿病的潜质或者有糖尿病的家族史。

我记得我跟太太谈恋爱的时候，第一次约会，我就帮她看手相，看了11线。她就有明显的11线，她家有糖尿病病史，她的父亲、爷爷、奶奶都有严重的糖尿病，在她的手上就能看到家族病的情况。

我们不仅讲了三条主线，而且还慢慢地叙述了八条辅线究竟代表了哪些含义，在手诊的时候，不能强行对号入座，它只是一个参考。

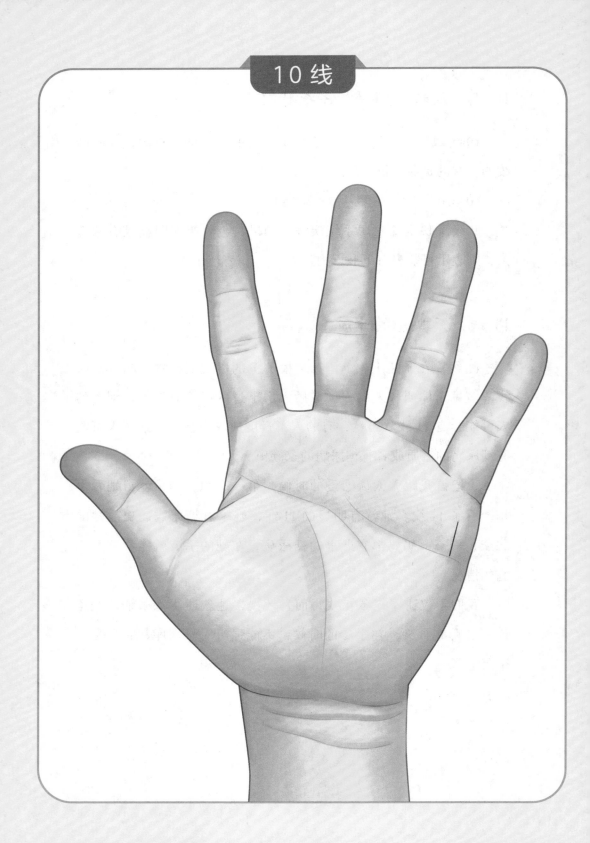

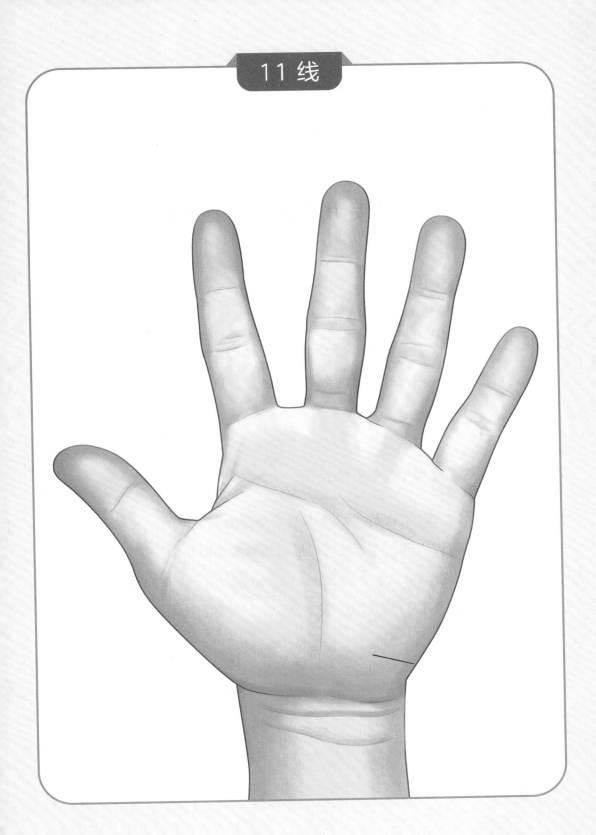

手诊时要用到的其他辅线

前面介绍了三条主线和八条辅线。我们在观察的时候，其实还可以找到一些没有说过的奇奇怪怪的线，这些线反映我们身体的哪些问题呢？

佛眼状纹反映你的颈椎问题

佛眼状纹其实就是我们身体上的皮肤褶皱形成的一些纹路，因为它长得像眼睛，因此被人们形象地称为佛眼状纹。这种掌纹在我们大拇指的第二个手关节处，虎口位置，是一个横向的纹路，代表着人们的智慧，不过出现这种纹路，可能颈椎会有问题。

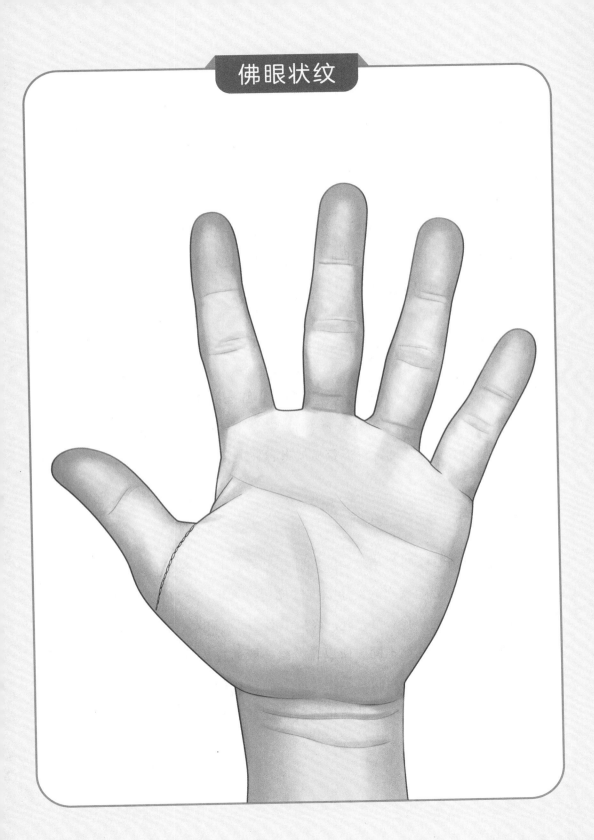

佛眼状纹

孔子目反映你的健康

第二条纹路叫作孔子目（在大拇指指节的部位有如眼睛状的指纹），它在拇指的指前关节，像只眼睛一样。

孔子目的清晰度和完整度能够反映一个人的健康状况，如果孔子目清晰完整，表明这个人的身体大概率比较健康。如果一个人的孔子目的纹路开口封闭、弧线平直，这可能预示着他的身体状况较差，有早衰的倾向。

贯桥线是心脏的反射区

第三条纹路叫作贯桥线。很多有心脏病的人在 2 线和 3 线之间有一条线，就像一座桥一样，而这个地方恰恰又是心脏的反射区，所以有贯桥线的人可能容易罹患心脏疾病。

指纹是终生不变的

第四条纹路叫作指纹，又叫作指肚纹，它是终生不变的。很多别的纹路会随着您的健康状况、阅历、人生在不断变化，而您的指纹，从您生下来到去世，终生不变，不受环境、文化的影响，且每个人的指纹都不同。所以，警察一般通过比对指纹样本逮捕罪犯。当然我们的肉眼是看不出来完整指纹的，要用放大镜把它放大。您会发现，很多肿瘤患者的指纹都是有特异性的，验指纹

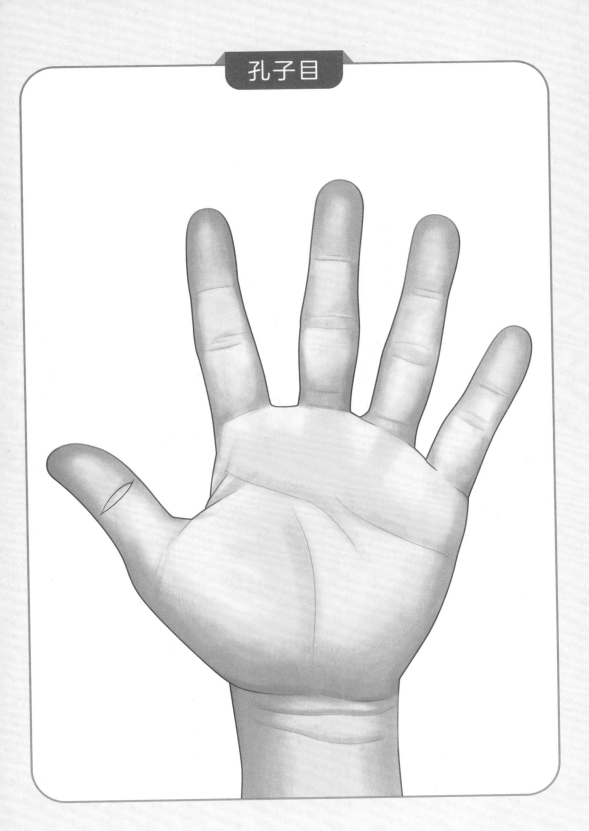

孔子目

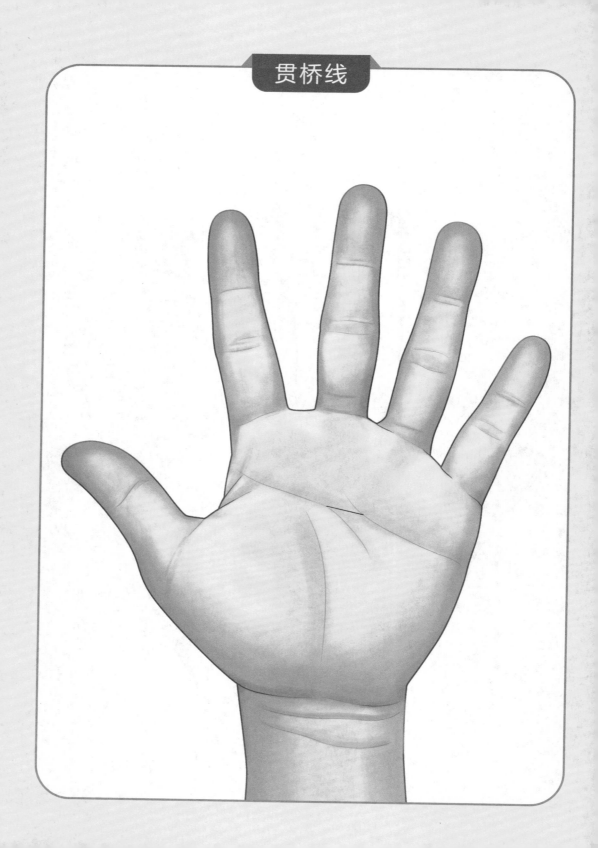

贯桥线

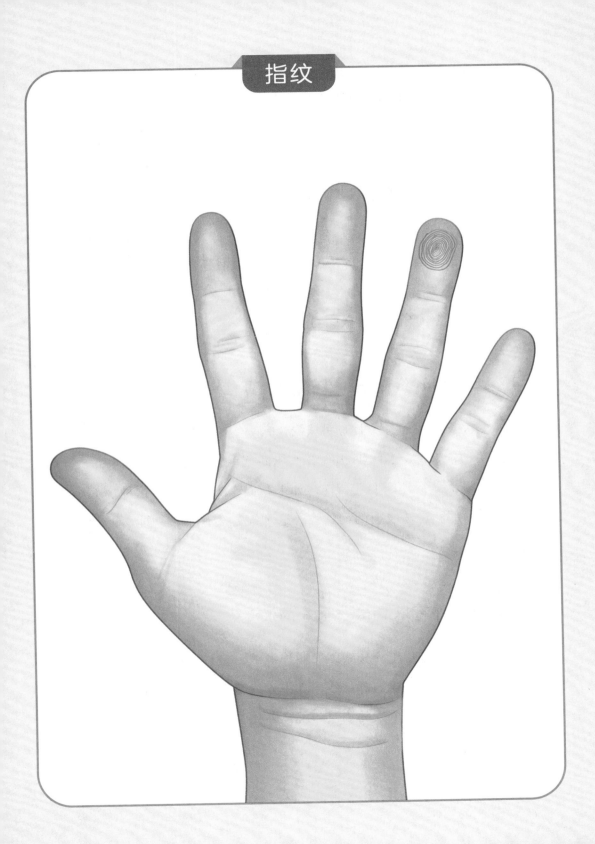

能够辅助预测这个人得肿瘤的概率大小。感兴趣的人可以找一下这方面的书籍看看。

指节纹散乱，身体有问题

第五条纹路是指节纹。在指节之间有一些纹，您会发现很多人的指节纹是两条横纹，有的人是一条横纹，还有的人有好多条。无名指的指节纹散乱、苍白、瘦弱，提示身体钙质的吸收功能可能较差，骨骼和牙齿可能较脆弱。

3线上的羽状线越多，生殖功能可能越强

第六条纹路是3线上的羽状线，它一定程度上反映了一个人的生殖功能，3线上的羽状线在3线的起端。大家看过武侠片，射箭的箭尾是不是像羽毛一样？如果我们3线的起点有这种羽毛状的线，那就是3线上的羽状线，这种线越多，生殖功能可能就越强。

肝分线或许可以看出一个人的酒量

第七条纹路叫作肝分线，又叫作酒线，或许可以表现出一个人的酒量。它是6线的延长线，如果6线特别长，到达了无名指和中指的垂线，这个人的酒量可能还不错。此线如果特别长，那

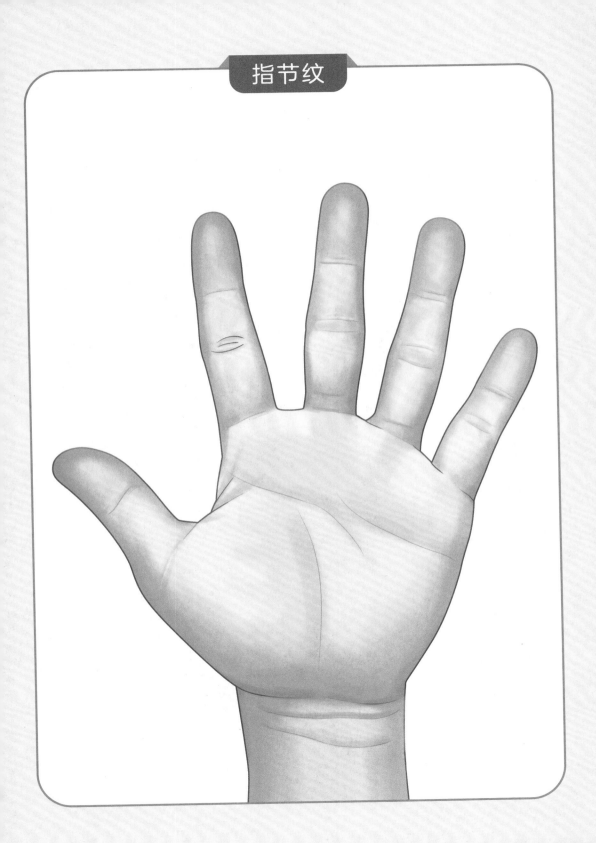

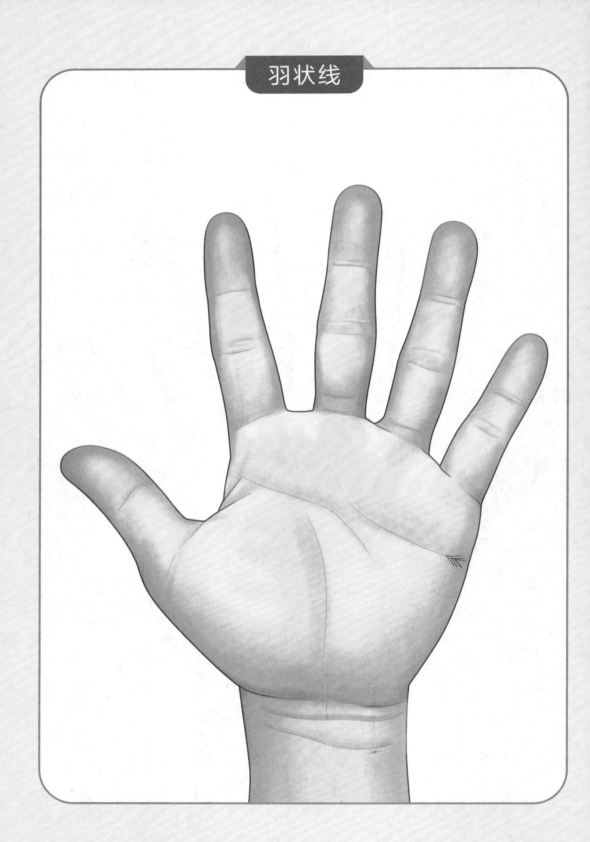

羽状线

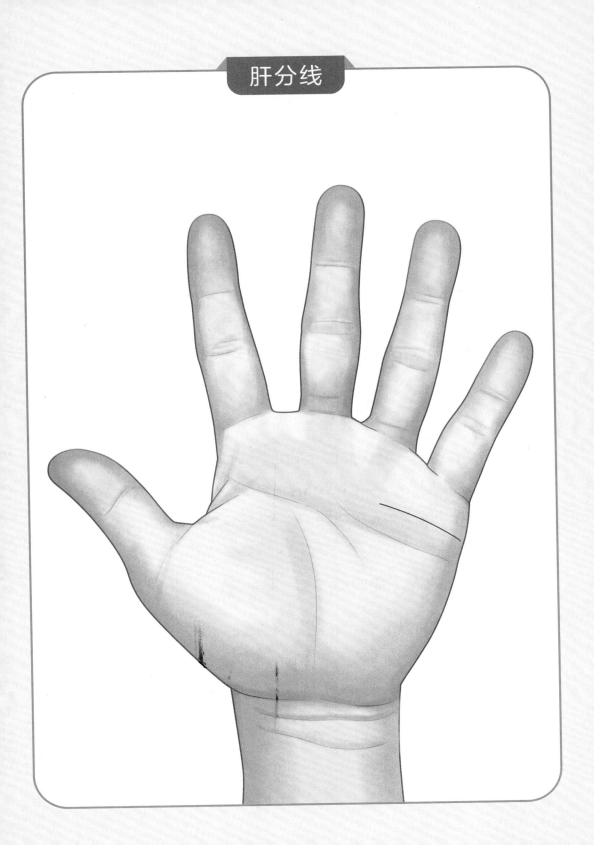

肝分线

这个人的肝分解酒精的能力可能较强。

有健康线的人可能代表健康

第八条纹路叫作健康线。前面我们讲过一条与健康相关的 4 线，有那条线的人反而可能不健康，它起于 6 区（大小鱼际穴之间），指向 3 区（在无名指和小指的下面）。这条健康线跟前面那条 4 线不一样，这条健康线反映了一个人的健康状况，有健康线的人代表身体大概率是健康的。如果在 1 线的上部出现了一条或两条伸向食指或者是中指的纹路，这就叫健康线。

寿线纹又叫第二健康线

第九条纹路叫作寿线纹，又叫第二健康线。这是指 1 线伸得很长，反向生长了，在"赤白肉际"黑线跟白线这儿，再往外长出来一点。很多老年人都有这条线，所以它又被称为寿线纹。

有异性线的人可能睡眠不好

第十条纹路叫作异性线。它们在手掌的尺侧，在 4 区（在小鱼际偏上这一块）和 5 区（在小鱼际掌根部）这里。有一些 Y 形纹，这就是异性线，可朝内朝外。有这条线的人可能会失眠多梦，易疲劳。

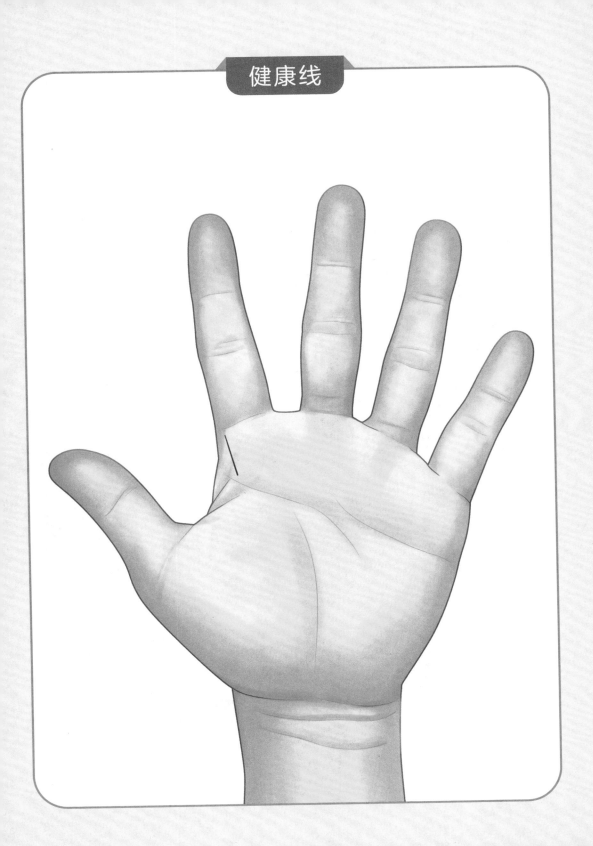

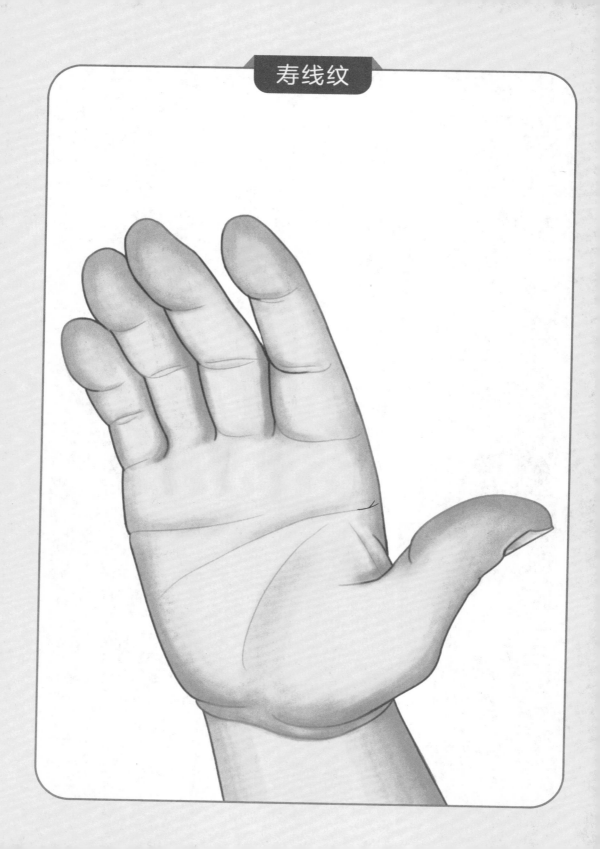

寿线纹

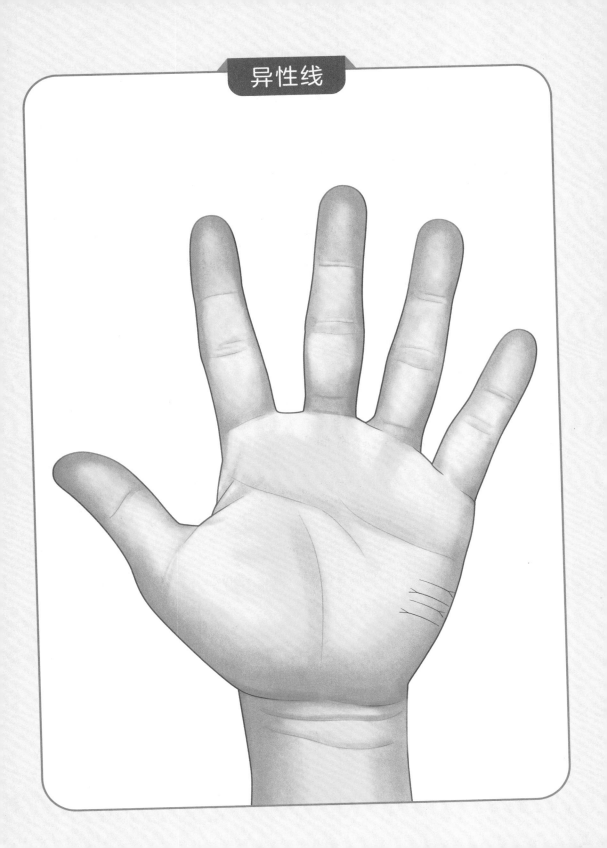

异性线

出现悉尼线，暗示我们的身体可能有疾病

第十一条纹路叫作悉尼线，您听名字，这是一条外国线，它是一位悉尼的医学家首先在悉尼发现的。他发现在 2 线的末端直接有一根延长线，延长到手掌的尺侧缘，这就是悉尼线。

悉尼线是一条不好的线，有悉尼线的人一般会有健康问题，如果手上有这条线，不管您现在身体是否健康，建议去医院做一个全身检查，排除重大疾病。

也就是说，这条线暗示我们的身体可能会得一些疾病，要经常注意健康方面的检查。建议大家平日生活里用中医的办法好好养生，预防一些疾病。

有通贯掌的人可能肾有问题

第十二条纹路叫作通贯掌。有通贯掌的人很多，很多人发现打开手掌之后，人家都是三条主线，他只有两条，一条是 1 线，而 2 线和 3 线成了一条，这就是通贯掌。

有通贯掌的人很可能有尿频、肾炎等问题，多见于中老年人群。

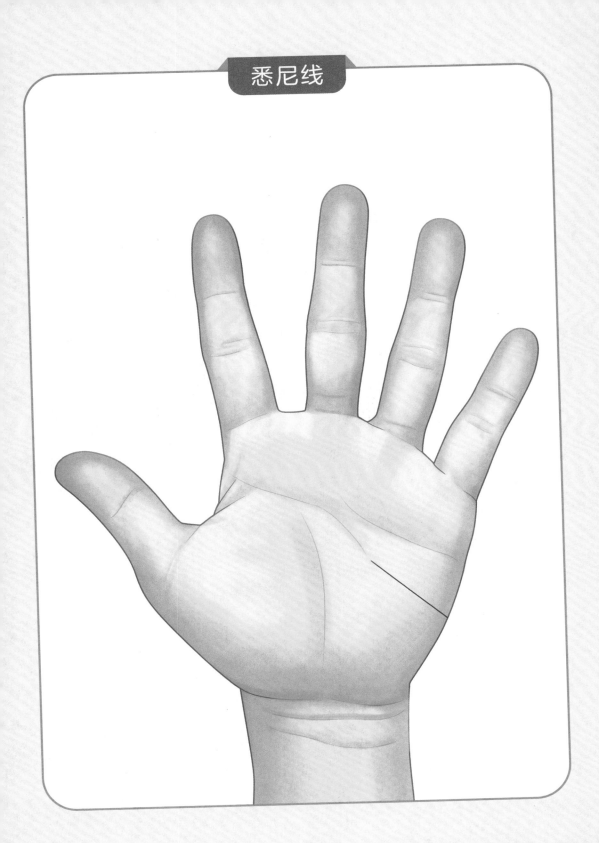

悉尼线

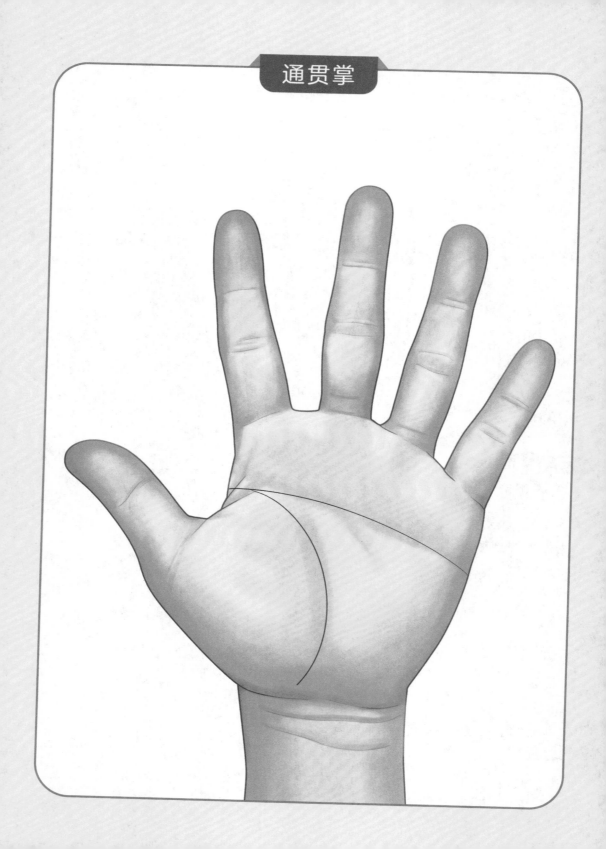

通贯掌

4

手诊中常见的九种纹四条线

出现斑点纹是体内可能有毒素

我们手上有很多特殊的病理纹，常见的有九种纹、四条线，我给大家一一解释一下。

第一种纹叫作斑点纹。

我们都见过斑点狗，有黑点。如果在手上某个区域出现了黑点，这就提示我们这个地方对应的脏腑可能有比较严重的疾病了。因为体内有一些重大的疾病，身体就会产生毒素，在跟脏器有相关受体的地方沉积下来，比如在面诊的时候，就可以见到黑色素在面部某些地方沉积。老年人脸上的老年斑，在古代叫作"棺材钉"，暗示着身体有疾病或者年龄衰退。为什么？当人年老的时候，他的体质会下降，易感染一些病毒，毒素会沉积得越来越多，呈现出黑色。

其实在手上也是这样。小朋友和小姑娘的手都是白白净净的，而一些老年人、有重大疾病的人，他们的手是黑乎乎的，这种黑色的斑点就有可能是重大疾病的反映。

有十字纹说明可能有某一阶段性的病

第二种纹叫作十字纹。在手上，您会看到有交叉型的皱纹，这种皱纹是在提示我们可能有某一阶段性的病，一般病得比较轻，它在哪个区域长，就反映了哪个区域的疾病。比如说有胆囊炎，您可能会在1区，也就是食指下面，看到有十字纹。当您治好了胆囊炎，十字纹也许慢慢就会消失了。

感冒一般不会留下纹路，因为纹路的形成需要时间，而感冒一般七天就会痊愈，还没有形成烙印，这个病就已经没有了。

也就是说，当十字纹出现的时候，其实是一种较轻的而时间稍微有点长的疾病出现了。

三角纹提示你的病情加重了

第三种纹叫作三角纹，它提示您这个病可能加重了。比如说掌心，它是心脏的反射区，有的人经常胸闷、气短，经过治疗，这些症状没有了，十字纹也慢慢消失了；可有的心脏病患者没有得到正规治疗，每天依然大鱼大肉、抽烟喝酒，慢慢地就出现了三角纹，说明疾病可能慢慢地往严重的方向发展了。

有鱼纹、岛形纹，可能患有良性的肿瘤、囊肿、椎间盘突出

第四种纹是鱼纹、岛形纹，像一个环岛一样的纹路。什么样的病会有像环岛一样的纹路呢？

良性的肿瘤、椎间盘突出都是这样的病。所以手上出现鱼纹、岛形纹就是提示我们，体内可能出现良性的肿瘤、囊肿、椎间盘突出，最常见的出现在6区（大小鱼际之间）。很多女性患子宫肌瘤、卵巢囊肿，甚至有些人椎间盘突出，就会在6区见到鱼纹、岛形纹，它是非常常见的。

方形纹、四角纹和菱形纹代表可能有常年病

第五种纹是方形纹、四角纹和菱形纹，这些纹代表的意义差不多，都是我们身上出现的方格纹，它代表这个地方可能有个常年性疾病。

比如1区（食指下端）是肝胆反射区，如果一个人患胆囊炎十几年了，没有消炎，也没有利胆，在1区大概率会出现方形纹、四角纹、菱形纹。

其中，方形纹也叫保护纹，出现这种纹路可能是做完手术因为外伤而疼痛，慢慢修复了，没问题了。证明您以前有过问题，所以它就叫保护纹。

方形纹出现在 1 线上时，临床意义比较大。比如说，1 线正好在中间部位出现了一个方形纹，就代表您可能会在中年时做过手术，有外伤甚至一些很严重的疼痛病史，后来修复了，才留下了方形纹。所以，手掌上有病历记录。

但是，有一种方形纹大家需要注意，如果中指下面出现了一个大的方形纹，需要注意可能是食道病变，比如食道占位、食道息肉、食道的良恶性肿瘤。

格形纹提示脏器功能可能减退

第六种纹叫作格形纹，大家有没有见过航拍的那些田野？就像格子一样，叫格形纹路。手上的格形纹提示脏器功能可能减退，我们在 8 区（虎口对应的位置）最常见格形纹。

如果胃黏膜功能减退了，出现胃溃疡或者十二指肠溃疡，就易在 8 区出现格形纹。再比如很多人在 3 区（在无名指和小指的下面）出现格形纹，就说明生殖功能可能减退。

米字形纹说明可能会有突发疾病

第七种纹叫作米字形纹，像"米"字一样，这种纹很多见。它出现了，一般提示这个疾病是一个突发的炎症，比如说在 1 线的末端出现了米字形纹，就说明这个人年轻的时候可能得过一些大病；如果在 2 线上出现了米字形纹，一般代表这个人可能头部有损伤或者是经常头疼；如果在 1 区（食指下面）出现了米字形纹，就可能患胆结石、胆囊炎。

环形纹代表疾病可能开始加重

第八种纹叫作环形纹，它跟岛形纹有区别，岛形纹更圆润一些，两头还有一些线延伸，环形纹接近正圆。环形纹代表疾病可能开始加重、恶化，所以一旦出现岛形纹、格形纹、米字形纹，就要积极治疗，不要让它发展成环形纹。

星纹代表可能有脑血管病

第九种纹叫作星纹，像星星一样。星星跟米字形纹有区别，米字形纹有不少线，星纹的线更多。

出现星纹一般提示我们，可能有缺血性的脑血管病，星纹多出现在 2 线上。如果 1 线上出现了星纹，就说明这个人可能经常头疼；如果有星纹，但头不疼，很可能有突发性的疾病，不说明轻或重，只说明这个疾病来得比较快，可能是急性感冒，也可能是突发性疾病。

一旦出现米字形纹这种预示可能有较轻症状的纹路时，我们就要积极治疗，找西医、中医都行，不要让疾病再发展了。很多人说，"我不治这个病，等一等，扛一扛，就好了"。其实除了自限性疾病，大部分疾病是很难扛好的，所以有病要及时找医生。

出现星纹，它还提示我们，身体可能有一些缺血性的疾病，比如说 2 线上出现了星纹，说明可能脑袋缺血、头疼；1 线上出现米字形纹，容易出现一些突发疾病。

这种突发疾病不显示轻重，突发的重感冒也是突发疾病。所以，如果出现这种纹，就要积极地增强体质，预防突发疾患。

羽状线表明身体功能减退

讲完了九种纹，再给大家讲讲四种线。在手掌的主线上，我们会看到长得像羽毛状的线，这叫羽状线，特别是在主线的尾部或者开始的部位。如果在尾部出现羽状线，就代表线的功能减退了，比如说 1 线的末端出现了羽状线，就代表您的健康状况可能减退了；如果在 2 线上出现羽状线，就代表智力、记忆力可能下降了；如果在 3 线上出现羽状线，就代表大脑功能可能下降了。

除了尾羽，还有上羽线和下羽线。上羽线长在主线的上面，下羽线长在主线的下面。其中上羽线代表主线的功能可能是增强的，下羽线代表主线的功能可能是减弱的。比如说，在 1 线上出现了下羽线，就证明您的消化系统功能可能减退了，如果出现了上羽线就证明消化功能或者体质可能增强了；在 2 线上出现了上羽线，就代表您的头脑可能更加清晰了，出现了下羽线，就代表您的记忆力可能衰退了。3 线也是如此，如果 3 线上出现了上羽线，就证明这个人心思细腻，可能对情感要求高。

出现链状线就证明主线的功能可能减弱了

第二种线叫作链状线，就像自行车的链条一样，出现链状线就证明主线的功能可能减弱了。

1 线上出现了链状线，就表明消化功能可能下降，体质可能变差；2 线上出现了链状线，就代表心脏的功能可能下降；3 线上出现了链状线，就证明大脑的功能可能下降了。

波状线可能是状态不稳定的表现

第三种线叫作波状线，就像波浪一样，起伏不定。波状线是状态不稳定的表现，出现这种线，就证明这种疾病或者主线的功能时好时坏。比如，当一个人状态好的时候，他的精神状态易表现得特别好，状态不好的时候，他的精神状态就易表现得较为低迷；如果在 3 线上出现了波状线，就证明他的情绪可能不太稳定。

出现断状线可能有重大疾病

第四种线叫作断状线，就是这条线突然断了。如果在 1 线上出现了断状线，就可能有重大疾病或者是您的消化系统方面出现

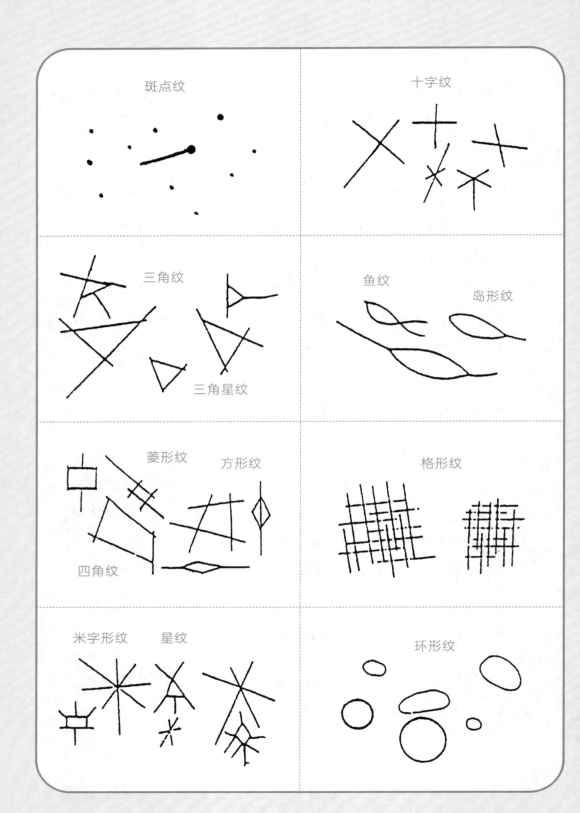

斑点纹　十字纹

三角纹　鱼纹　岛形纹

三角星纹

菱形纹　方形纹　格形纹

四角纹

米字形纹　星纹　环形纹

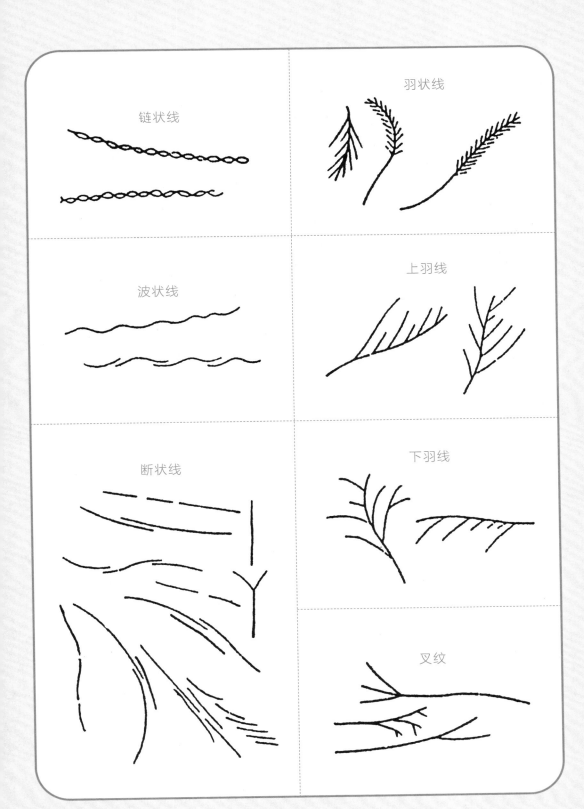

链状线

羽状线

波状线

上羽线

断状线

下羽线

叉纹

了重大的问题，这个大家需要注意。有的人确实是断的，但是您会在断线的旁边看到一条辅助线又给它加强了，这种情况不用紧张，有辅助线说明问题不大。如果在感情线上出现了这种断状线，就需要我们更多地关注大脑的保养，预防大脑相关的疾病。所以，出现了断状线首先不要紧张，看一看它的周围有没有辅助线，如果有辅助线，那么或许问题就不大，如果没有辅助线怎么办？就积极地改善身体状态，如果1线出现了断状线，可能需要我们更多地关注消化系统的保养，预防消化系统相关的疾病；如果2线出现了断状线，建议积极地调节心脏和消化功能；如果3线出现了断状线，可能需要我们注意保护大脑，调节情绪。

第四章

体内的疾病，可能会反映在手掌上

手诊的一个优势就是，提前预测、提前引起注意。早发现、早治疗，对我们来说其实是一件非常好的事情。

消化系统不好的人，
掌纹有哪些特点？

掌心色白，可能就是脾胃虚寒；色红可能有胃炎……

脾胃是后天之本，如果脾胃有疾病，在手上有什么样的反映？

现在的人，受工作压力和情绪的影响，很容易得一种病——食管炎，又叫食道炎，也叫反流性食管炎。食道跟胃之间有一块肌肉叫作贲门，它是一块环形肌肉，平时水和食物进入胃里，它就扎紧，只许水和食物往下，不许往上。这块肌肉受什么影响呢？受大脑边缘系统的影响，而大脑边缘系统又受情绪的影响。

一个人犹豫或者情绪不良，着急的时候，这块肌肉就易松弛，松弛的时候胃酸就容易反上来，尤其是在晚上我们睡觉之后，身体放平了，胃酸更容易反上来，烧灼食道。

胃的反射区，大概就在手掌的正中心往上面一点点，在3线

和 2 线之间的这块区域。一旦出现食道炎，这个地方就会有反映。

一般在临床上，食道炎患者或者食管炎患者最常见的就是在 3 线和 2 线之间出现一个井字纹或十字纹。十字纹是比较轻的疾病，井字纹代表生病的时间很短。

其实情绪对身体的影响，远远大于外力的影响，中医叫作"肝气犯胃"，消化系统疾病百分之七八十都跟情绪有关。

食管炎对应的区域可能出现井字纹，这种炎症反复发作，一直不好，在手上某处表现为红色或者红白相间的颜色。如果长时间不愈，手心就易增生，出现老茧。如果出现了食道的息肉，手上就易出现岛形纹或者斑点，如果这时候您还不及时处理，息肉也可能会发生癌变。

息肉比较容易消除，西医的方法是送胃镜下去把它摘除。

中医的方法是每天喝乌梅，就可能把它消掉。但是乌梅是非常酸的中药，如果胃酸过多的人喝了，可能胃酸会加重。所以，您可以配上一些抑制胃酸的中药，比如黄连、吴茱萸、浙贝母、海螵蛸、瓦楞子，来拮抗它，这样用起来既能消息肉又能缓解胃酸。

手的正中心是胃的反射区。掌心本身肯定比四周都低，但如果这个地方太低，出现了凹陷，就证明这个人的脾胃可能虚弱。

掌心色白，就是脾胃虚寒；色红就是有胃炎；如果红白相间就说明可能有慢性炎症；如果是咖啡色，就说明这个人可能有胃

3 线和 2 线之间的这块区域，可以在一定程度上反映胃的状况。

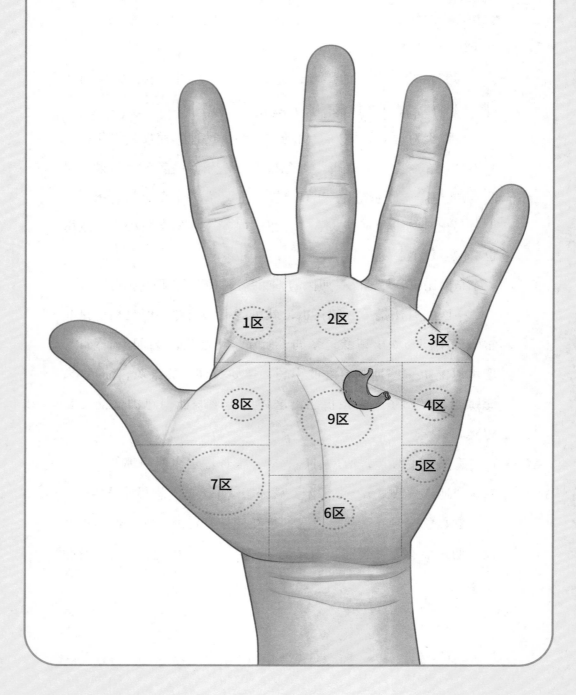

3 线和 2 线之间的十字纹

3 线和 2 线之间出现十字纹，可能患有食道炎或者食管炎。

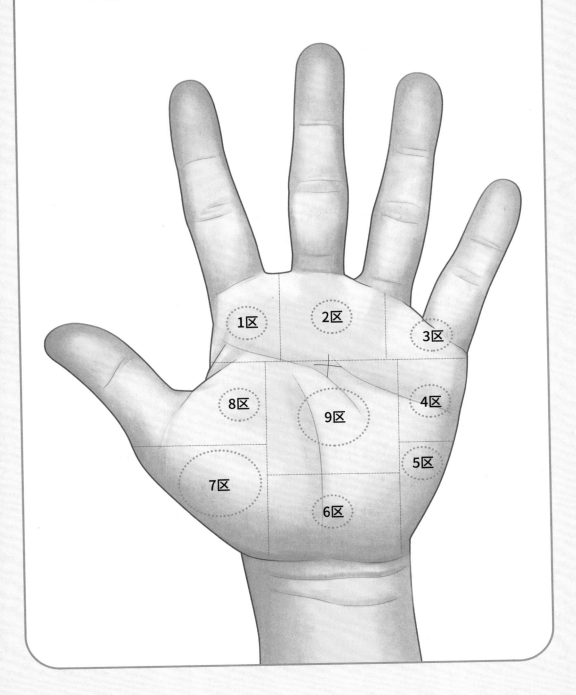

溃疡、胃部出血的情况；如果这个地方凹陷又发青了，多见于萎缩性胃炎。

手发黄，手指月牙突然变大的人容易患胃溃疡

如果胃炎没有及时得到改善，炎症越来越厉害，就会出现胃溃疡；胃溃疡长期得不到有效的治疗，就有可能发生胃部的恶性病变。

溃疡就是黏膜溃烂。**如果一个人手色发黄甚至是青黑，面部也黄，就可能是溃疡导致胃吸收营养的功能下降了。**

我有一个挺漂亮的同事，平常面色都是红润的，但是有一段时间突然面色就变黄了。有一次，她突然胃疼，去医院一查，是患了胃溃疡。我见了她的面色以后，一辈子也忘不了，原来那个面容的黄色就是胃溃疡导致的。

在8区（虎口对应的位置）出现很多井字纹连在一起，那大概率就是胃溃疡，胃黏膜损伤了。当然了，还有其他的情况，比如说中指处有一些小的方格纹，那也是可能患有胃溃疡的表现。还有一种，手指甲上的月牙突然变大，然后出现了锯齿状的边缘，这种有可能是溃疡导致了胃癌，要引起高度重视。

月牙少往往是一种易患癌症的体质，它变大则意味着有胃癌风险。它的边缘不光滑，不整齐，就像被蚕咬掉了一部分一样。

如果大家遇到这种情况，建议先去医院做一个胃镜，不要武

8 区出现很多井字纹连在一起，那大概率是患有胃溃疡，胃黏膜损伤了。

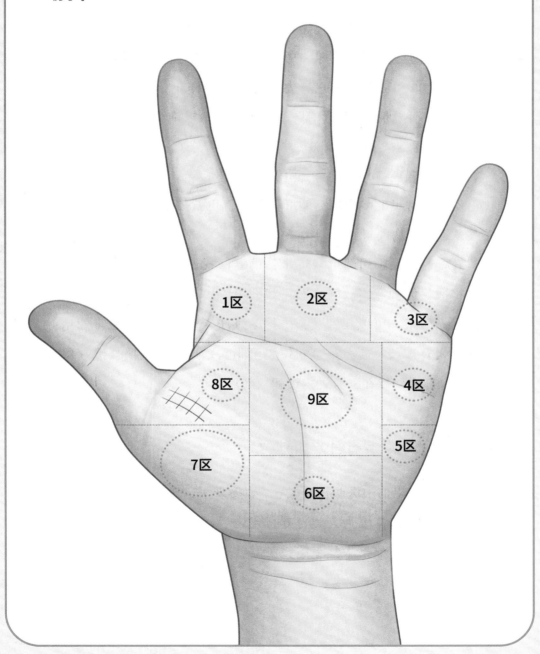

断地判定自己得的就是胃癌。

胃溃疡的中医调理方法有多种。

首先，我们要养成"饮食有节"的生活习惯。"饮"指的是进入体内的液体，酒对胃的伤害很大，古人说"酒是穿肠毒药"，就是因为酒精会破坏胃壁的保护屏障，对胃造成损伤。所以，饮酒要有节制。"食"指的是吃进去的食物要多样化，少吃刺激性食物。"有节"指的是饮与食有节制和节律，八成饱为宜，一日三餐定点定量进食，少吃零食。

其次，合理疏导情绪。消化道疾病最怕情绪刺激，中医里消化道疾病最常见的一个证型叫肝气犯胃，也就是不良的情绪刺激，尤其是思虑最伤脾胃。

最后，教大家用两个穴位来辅助养好我们的胃，一个是足三里，它擅长健脾和胃。**睡觉时，我们可以用伤湿止痛膏把姜片固定在足三里穴，可以起到艾灸一样的刺激穴位的作用，经常使用对身体大有裨益。还有一个穴位是至阳穴，这个穴位擅长治疗胃痛，按揉此穴可以在一分钟内缓解胃部疼痛。**

胃下垂的人的手有什么特点？

胃下垂，以前中医叫作胃瘫——胃瘫痪了，或者叫胃缓。其实这种病非常难治，因为人类直立行走之后，就需要阳气或者中气把脏器托起来。如果中气下陷，脏器就会下陷，所以可能出现胃下垂、子宫下垂、肾脏下垂等情况。

胃下垂在手上的第一个体征就是手指长于手掌，为什么呢？手长，身体易长；身体长，韧带易长，韧带长就更容易托不住脏器下垂。

当自己中气不足的时候，身体虚弱，就更容易受伤，所以脏器下垂的人，韧带长，很少是矮胖型的，大部分都是细高个。所以，胃下垂的第一个表现就是手指可能长于手掌。

第二个表现在特殊的辅线——玉柱线（5线）上，在它的顶端出现一个岛形纹。玉柱线长在我们的手心正中，而手心正中又反映的是脾胃。所以胃下垂时，玉柱线也出现了凹陷皱褶，形似玉柱。

这两种体征都是胃下垂在手诊上常见的特点。

胃下垂是一种难治性疾病，需要长期调理。传统中医用蓖麻子贴于百会穴治疗胃下垂，这个古法需要将百会穴处的头发剃光，这一操作有点麻烦，我们可以用艾灸百会穴的办法替代。

1线的中段出现链状线或者是断状线的人可能有小肠炎

胃的下边是小肠，小肠是人体吸收营养的主要场所，如果小肠出现了炎症——小肠炎，那么这个人大概率是比较消瘦的。它会在1线的中段出现链状线或者是断状线——这个位置是小肠的反射区。

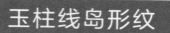

玉柱线岛形纹

玉柱线顶端出现岛形纹，可能有胃下垂。

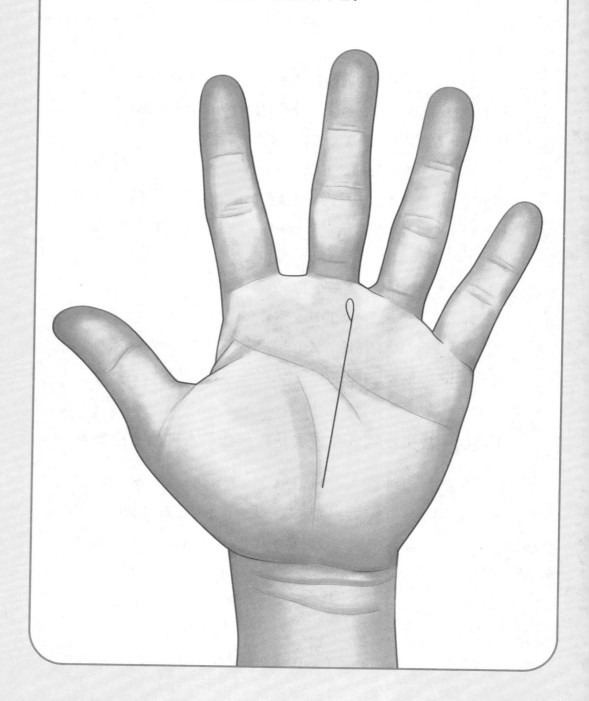

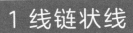

1 线链状线

1 线的中段出现链状线或者是断状线的人可能有小肠炎。

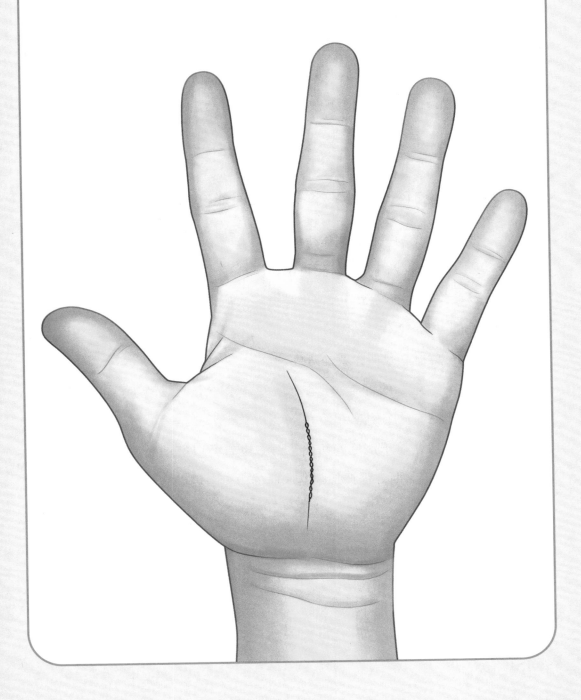

其实有很多学者认为，中医说的脾就是西医的小肠，所以我们说的"后天脾虚"，主要指的是小肠出现问题。而现代医学认为，人体绝大多数营养物质都是通过小肠吸收的。

我告诉大家一个改善小肠功能的方法，将生花椒面塞满肚脐，用胶布固定。此法对于小肠炎导致的腹泻、阴囊潮湿、阳痿、早泄、怕冷尤为管用。但便秘患者不能使用，因为这个方法能快速提升阳气，会导致大便干结。

1 线的末尾有一个倒 Y 字纹的人可能有痔疮

现代人常见的一种病叫作痔疮。

现代社会，我们不太需要再上山干活了，一坐坐一天，一站站一天或者是看电视看一天，于是许多人患上了痔疮。我们常常开玩笑，您真是个有"痔"青年。

肛周的静脉一旦曲张就是痔疮。

现在有"痔"的青年非常多，在手上会有什么反映呢？可能在 1 线的末尾有一个倒 Y 字纹。

十人九痔，对于痔疮的防治，西方也有类似运动的方法，叫"PC 肌锻炼法"。西方强调加强盆底肌的力量，可以非常好地防治痔疮。

1 线的末尾有一个倒 Y 字纹的人可能有痔疮。

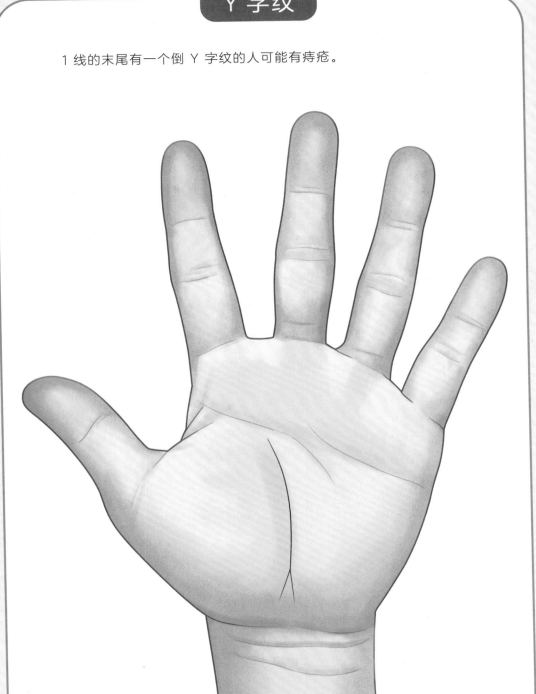

便秘的人，手上可能有什么特征？

便秘是常见的大肠疾病，经常便秘的人，他的手上也有很多特征。第一个特征就是在手掌上能看到青色的血管。这种人的血管比较清晰甚至会暴露屈曲，这就是便秘的特征。

在内关穴附近如果发青，又屈曲怒张了，多半是便秘。大便稀溏的人，这个地方就不易屈曲，因为他的负压低，怒张不起来。

经常便秘的人，还有一个特色，就是在1线的末端会出现一些小的分支，多在1线的外侧。

手诊有一个好处，当出现一些所谓的疾病信号的时候，在什么地方看出来疾病，就能在什么地方辅助治疗。内关穴的一个作用是调理气机，包括调理腑脏的气机，所以经常按揉内关穴或者是屈曲的静脉，都可以起到辅助治疗便秘的作用。

1 线外侧有分支的人，可能经常便秘。

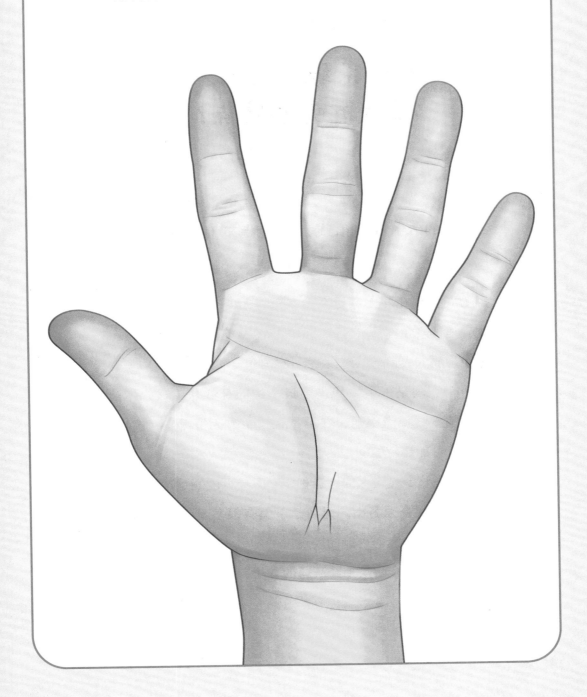

神经系统不好的人，
掌纹有哪些特点？

神经衰弱的人，3线很浅，无名指下有很多7线

我们的神经系统出了问题，在手掌上会有什么样的表现呢？

因为我们现在的人欲望太多，压力太大，所以神经衰弱已经成了很普遍的现象。

神经衰弱的人，他的掌纹是什么样的？

第一个表现是三条主线当中最上边的3线非常浅，不清晰。有的人没有3线或者很弱，并不是说这个人无情无义，这说明他的神经系统可能比较脆弱。

这种神经衰弱是先天的，这种人小时候可能就是这样。

第二个表现在无名指。无名指下面有很多7线，即比较短的竖线。这也是神经衰弱可能的表现。

在这里补充两个防治神经衰弱的方法。

神经衰弱的人，3 线很浅，无名指下有很多 7 线。

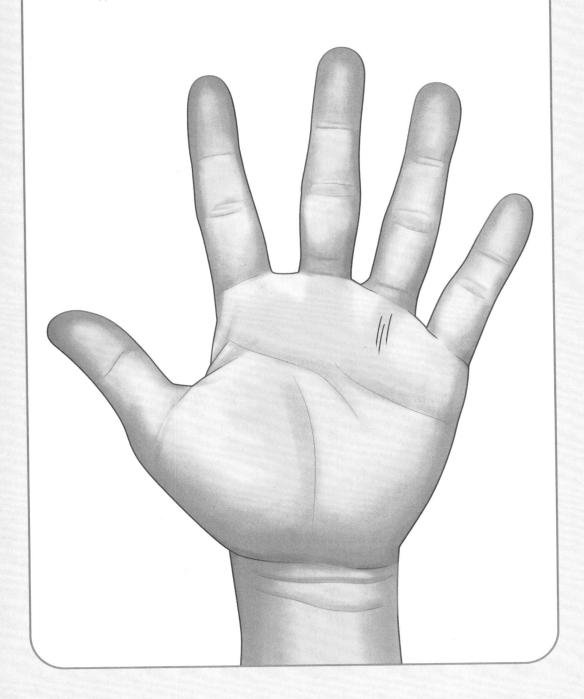

干梳头

方法： 指尖接触头皮，由前向后梳理，同时想象疏通头部经络，开慧益智，满头秀发。主治失眠多梦，可解除疲劳、提升脑力等。

开天门

方法： 用空心掌，从额头向后脑，从中间向两边，稍微用力拍打整个头部。同时想象震开头部经络，头脑清晰，增强记忆，气沉丹田。

这两个方法主治神经衰弱、头晕、头胀、偏头痛、脱发，防止或纠正气滞头顶、泰山压顶等，还可醒脑提神。

失眠的人，2 线浅

如果神经衰弱不能得到及时纠正，会出现多梦甚至失眠的情况。我们门诊每天都能看到好几个来治疗失眠的患者。

失眠的人手纹是什么样的？

2线代表我们的脑力，失眠的人脑力大概率不好，所以2线浅的人易神经衰弱。

经常睡不醒或者说经常睡眠不好就会致病。3线断了又连起来或者不够深、不够清晰的人，也会经常失眠、头疼、大脑疲劳。

2线断断续续的状态也是失眠的表现。

第二种表现就是有干扰线。

可能很多人会问"啥叫干扰线"，在3线、2线的末端突然有一根线挡住了它的去路，这就是干扰线，这种也是失眠的表现。

第三种失眠的表现就是在2线末端出现了三角纹。

前面提到出现三角纹的时候，其实是相对严重的情况，有时头疼也会出现三角纹。

第四种就是在无名指指根出现一些杂纹。

正常人的无名指指根是非常干净的，出现方格纹、井字纹、米字形纹这些杂纹都是失眠的表现。

第五种是8环。

有8环的人可能容易过敏。如果8环出现了多层断裂的情况，这种也是失眠的表现。做人要拿得起放得下，拿得起放不下、杞人忧天、思虑过度就容易罹患失眠。

失眠的患者越来越多，在这里补充两个治疗方法：一个方法就是前面提到的干梳头；另一个方法是在睡前按揉胫骨内侧，同

3 线、2 线的末端出现干扰线的人，可能经常失眠。

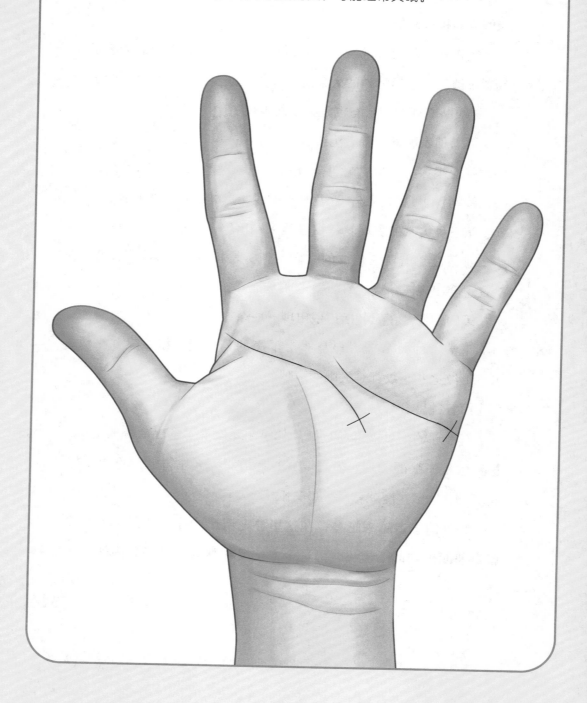

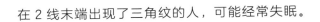

2 线三角纹

在 2 线末端出现了三角纹的人，可能经常失眠。

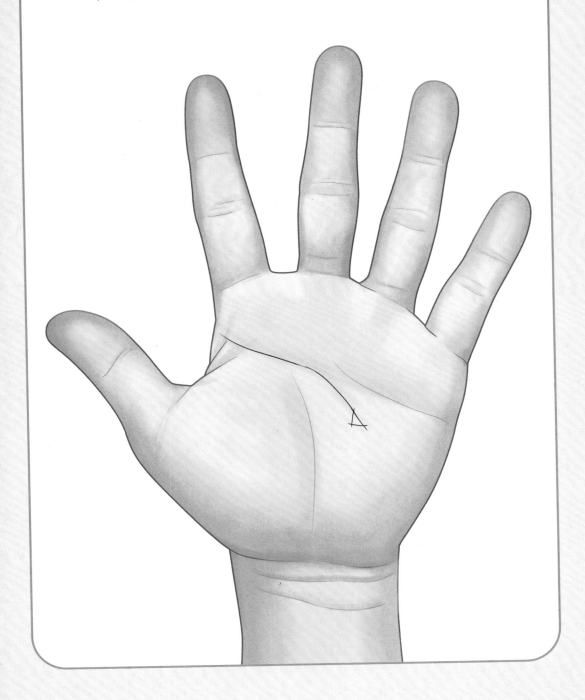

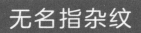

无名指杂纹

无名指指根出现一些杂纹的人，可能经常失眠。

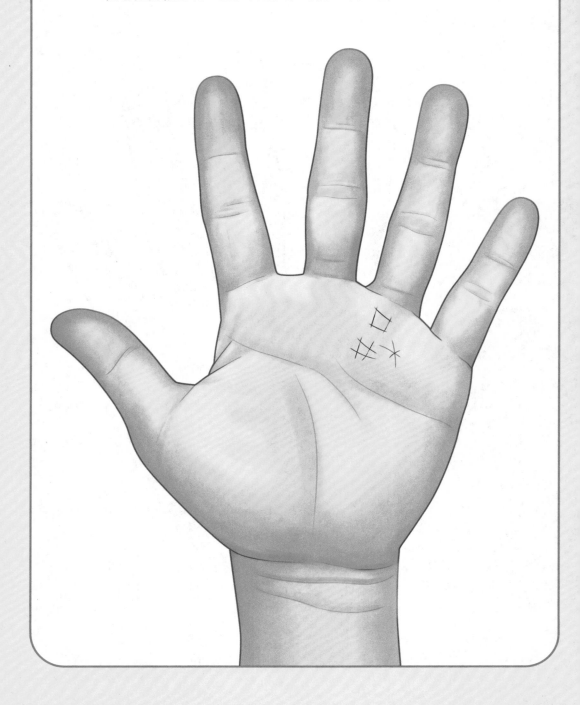

时寻找痛点，着重按摩此痛点，直到睡意来袭。

眩晕的人，三条主线会非常浅，
2线的中央出现岛形纹

第三种神经系统的疾病就是眩晕。

眩晕的第一种表现是三条主线都比较浅。

这种人体质、脑力可能不好，容易出现眩晕的情况，同时易伴随着血压偏低。

三大主线越清晰，身体越结实。那些体力劳动者，大部分手掌都很干净，可能只有三条线：1线、2线、3线。而天天用脑的人，这三条线可能偏浅，手上杂纹也很多。

如果在2线的中央出现了岛形纹，也代表可能有眩晕的情况，这是第二种表现。

第三种眩晕的表现是，从中指和无名指的缝中画一条线，**如果垂线跟智慧线相交的地方正好有个岛形纹，也代表可能有眩晕。**当然，出现岛形纹，就证明可能有眩晕的时间已经不短了。如果时间短的话，是米字形纹、星纹、井字纹。障碍线已经变成了岛形纹，就证明这可能是一个顽固性的、长时间的疾病，已经形成病灶了。

我在这里补充两个防治眩晕的方法，一个方法是开天门，另一个方法是搓双耳。

2 线的中央出现了岛形纹，代表可能有眩晕的情况。

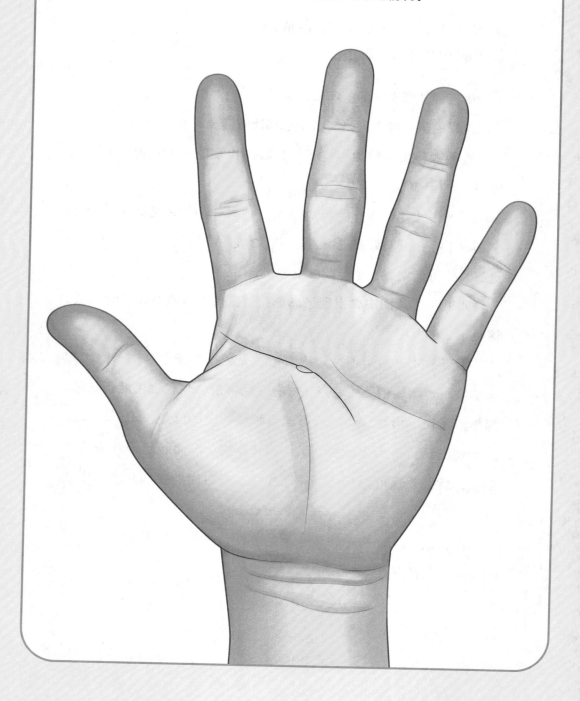

患癫痫的人 2 线易特别短，无名指下两个岛形纹易连到一起

第四种疾病也是一种常见的病——癫痫，我们经常在门诊见到来看癫痫的患者。患癫痫的人手纹也很特别。

第一个特征是他的 2 线大多特别短。 多短是短？我们从中指做一根直线，如果 2 线没有超过这根直线，就证明它太短了。

第二个特征是，无名指下，两个岛形纹连到一起了。这就是癫痫患者常见的掌纹。

在这里补充三个防治癫痫的方法，一个是干梳头，一个是捏脊，还有就是服用牛蹄甲粉。

捏脊

方法： 操作者用拇指、食指、中指从患者尾骨部长强穴开始，沿脊柱两侧，双手三指交替捏提皮肤，并由下向上捻动推移，直至颈部大椎穴两侧。操作完 3 遍后，从第 4 遍起，可"捏三提一"，即每侧手捏提、捻推 3 次后，再三指用力向上提 1 次，重复 1~2 遍。

服用牛蹄甲粉

方法： 收集小牛的蹄甲晒干，将蹄甲放在新瓦上，置于火上，烧成黄褐色，研磨成末（亦可放置在微波炉中烘烤，用料理机研磨成末），作散剂服用，也可以装于大号胶囊中服用。

无名指下，两个岛形纹连到一起，这是癫痫患者常见的掌纹。

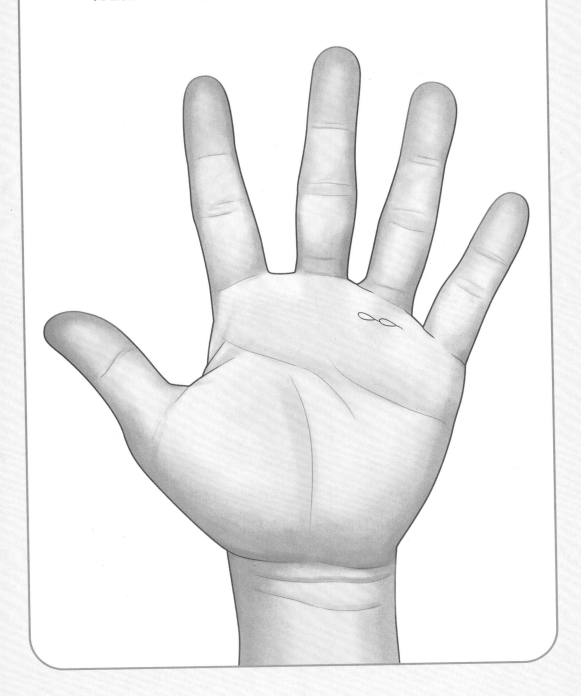

脑损伤的人，手掌易有什么特征？

大脑跟3线相关，所以**在3线上突然出现了一根障碍线，这可能就是脑损伤的表现，是第一个特征。**外伤、内伤都有可能，比如说车祸后的脑震荡、脑出血、脑血栓，等等。

第二个特征就是在3线或大拇指靠近手掌的这一节，出现了黑色的斑点，这就是脑损伤的可能表现——外伤、内伤都有可能。这些斑点是损伤以后留下的，而不是说没有损伤它就先出现了。

脑病的防治除了控制血压、血糖、血脂外，《黄帝内经·灵枢·海论》中还说"脑为髓之海，其输上在于其盖，下在风府"，简单地说就是刺激头盖骨与风府穴这两个地方。

脑出血的人在三大主线上易出现褐色的点状纹，1区易出现深红色

第四种病叫脑溢血，又叫脑出血，现代医学叫作脑卒中。这是一种严重危害人类健康，致死率与致残率很高的疾病。

在临床上观察脑出血的患者，之前他的手上是干干净净的，但在他脑出血之后，他的三大主线就易出现褐色的点状纹。在他食指的根部也就是1区，易出现深红色，因为这里充血了。

治疗脑出血，也可以刺激头盖骨与风府穴这两个地方。

3 线上突然出现了一根障碍线，可能是脑损伤的表现。

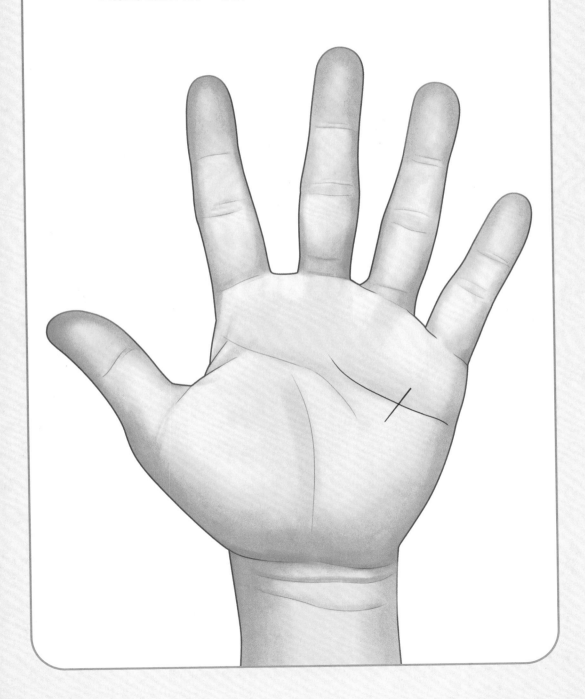

在 3 线或大拇指靠近手掌的这一节，出现了黑色的斑点，这就是脑损伤的可能表现。

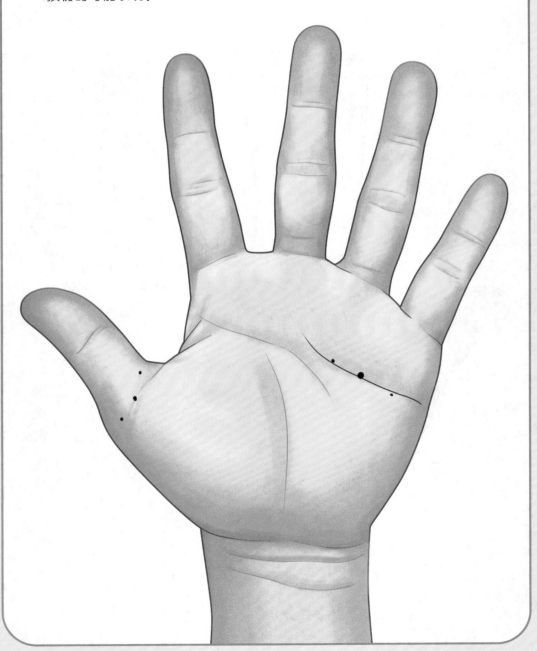

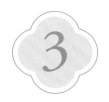

生殖系统不好的人，
掌纹有哪些特点？

患不孕症的人，掌纹有什么特点？

当泌尿系统出现问题或者生殖系统出现问题的时候，我们的掌纹有什么表现呢？

生殖、泌尿系统是由肾所主，肾虚或者肾有其他问题之后，生殖、泌尿系统就容易出问题。现在有种常见病，女性不能怀孕叫作不孕症，男性叫作不育症。

不孕症的原因有很多，如果排除了器质性病变，那么月经是否规律就是一个非常重要的指标，《黄帝内经·素问·上古天真论》中说"月事以时下，故能有子"，如果有月经不调现象的不孕症患者，就要积极地就医来调节月经。

其次，俗话说"夫妻情意长，生个聪明郎"，夫妻感情融洽及家庭和谐对生育子嗣非常重要。从医学上看，家庭美满易心情舒畅；只有心情舒畅，大脑边缘系统功能才正常；只有大脑边缘系统功能正常，排卵才会规律。

不孕症有很多特征，**第一个就是女性的 1 线起点很低。**

1 线正常的起点应该在中间偏上，起源于虎口，如果您的起点靠近大拇指，就是起点低了。

这种情况一般多见于先天，所以 1 线起点低不太好治。比如说多囊卵巢没有排卵，这种病就比较难治。

现在技术非常发达，当我们发现有不孕症的手纹的时候，也不用过度紧张，依靠现在的技术是可以治疗的。比如输卵管不通，中医很难让它通开，而西医通过促排卵的药物，取出卵子和精子，通过试管婴儿就能实现女性当妈妈的愿望。

第二个特征就是生殖线延长到小指跟无名指的指缝下了。 我们原来把 6 线叫作肝分线，又叫作酒精线，有这条线的人易酒量较大，在生殖上多见于一些有不孕症的人。

第三个特征就是无名指和小指特别短。

我在之前讲过，小指对应的是肾，如果小指特别短，这个人可能先天肾虚。无名指反映的是雄激素，如果它特别短的话，则患者的雄激素不够。所以，如果无名指和小指都短的话，可能会影响生育。

第四个特征就是中指在掌面这个地方有十字纹。

有这个纹路算是比较轻的，可能有炎症。但在不孕症上，是

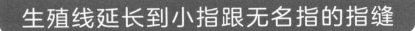

生殖线延长到小指跟无名指的指缝

生殖线延长到小指跟无名指的指缝的人，易患不孕症。

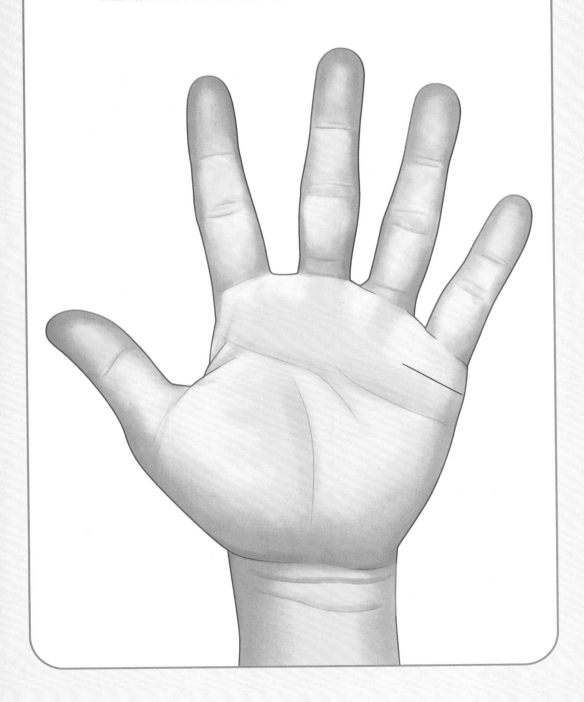

一个特异的手纹。它不是偶然出现的，但它跟前面的小指、中指短，1线起点低相比，是最好治的。因为有十字纹相对来说较轻，而其他那些多是先天性的，所以后者比较难治。

第五个特征就是在6区（大小鱼际之间）**出现腕横纹缺失。**

我们正常人有两条腕横纹，一条近侧腕横纹，一条远侧腕横纹。正常人的腕横纹是一条连续的线，不孕不育的人就易出现断状线，中间有缺失，也易在这地方出现星纹。

有些女性在生育之前，意外怀孕了，又不想要这个孩子，就把孩子流掉了，流掉之后再也怀不上了。这种由流产导致的不孕症，内关穴到腕横纹的血管就易屈曲暴露，像蚯蚓一样暴露在皮肤外，而且会鼓起来。

我们在临床上经常见到一些姑娘来看病，我其实从她的舌象和手纹上能看出来，她可能流过孩子。我说："您以前有没有流过产？"

她说流过四五个，说得非常轻松，其实这都是不负责任的表现。生命本无大小，虽然他没有来到这个世界，但只要是父精母血结合的那一刻，他就有生命了。中国人为什么有虚岁？虚岁就是在妈妈肚子里那九个月，已经是生命了。所以奉劝大家，如果您的周围有这样的情况，除非是这个孩子确实不能要——有病的，否则即使是未婚的，也应尽量把孩子留下来，毕竟那是一条小生命。

流产会导致静脉曲张，而腕横纹缺失可能是因为其先天肾太虚了。

肾气虚的人，掌纹有什么表现？

肾主气，肾是元气的根，肾气虚的时候，这个人就易经常疲劳。在手上是什么表现？

第一个表现是1线在中间突然变细了，正常的1线上下是一样粗的，如果中间突然变细了，这种人就容易疲劳，心脏功能易低下。

第二个表现是手指比正常人柔软。我们的手有弹性，有韧度，那是元气充足的表现。如果气虚了，这个人的手就特别柔软。经常练功的人手就很软，这种软不是病态的软。很多女士，尤其是特别瘦的小姑娘，手就特别柔软，这是肾气可能虚的表现。

第三个表现是1线的下端有非常细长的岛形纹。岛形纹一般都是差不多的，是个椭圆形，长长的一串，就像瘪掉的气球一样。

治疗肾气虚，也可以用"两肾汤煎"的方法，快速补充肾气。

两肾汤煎

方法： 两脚叉开，弯腰，空心掌拍打两肾；起身时先起臀部后抬头，手变实心捂住两肾，两眼微闭内视两肾，体会肾间气动的感觉。

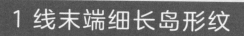

1 线末端细长岛形纹

1 线的下端有非常细长的岛形纹的人，易肾气虚。

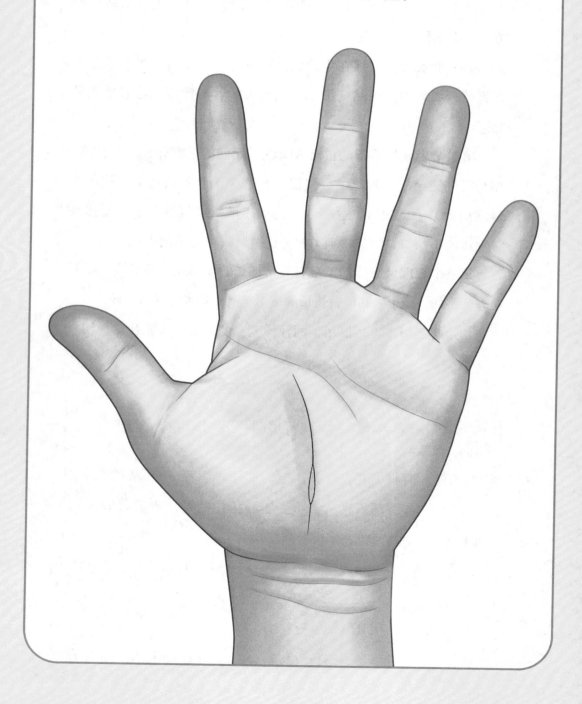

注意：① 起身时要慢。

　　　② 高频率快速拍打效果更佳。

　　　③ 体会肾间气动的时间可长可短。

泌尿系统有炎症的人，掌纹易有什么表现？

现代人除了肾气虚，泌尿系统还容易发生炎症，这在临床上非常常见，且多见于女性。因为女性的生殖道比较短，尿道也短，所以只要坚持用药就大概率能治愈。男性很少出现泌尿系统感染，如果男性泌尿系统感染了，多见于尿道损伤、结石，可能有一些不洁的性生活。

一旦出现了泌尿系统感染，3 区（无名指和小拇指的下面，3 线的上面）就会出现乱纹，这个地方也主肾和泌尿生殖。但是为什么还会在手纹上有表现？手纹有表现就证明患这个病可能很长时间了。

其实泌尿系统感染是一个小病，但是往往会被人们拖成大病。中国患尿毒症的人非常多，因为许多人常常以自我为主。医生说您用药四到六周，患者吃一天就好了，觉得"这个医生骗我花钱吃药"，他第二天就不吃了。但其实症状消失了，不代表病好了。

第二次复发的时候，那可不是四到六周就能治愈的，而需要更长的治疗周期，所以手纹就长出来了。

其实很多人，包括我在服药的时候也有这个毛病，身上不舒服的时候急匆匆地找药吃，治高血压、糖尿病的这些药，需要终身服用，而我们经常断断续续地吃高血压药，想吃吃点，不想吃就停了。

在我的行医过程当中，没有根治过一例泌尿系统感染，不是因为这个疾病难治，而是因为大多数患者难以遵从医嘱，足疗程治疗。

确实，泌尿系统感染非常好治，它对中药和西药都很敏感，可患者服从性差，没有给足疗程，都是半途而废。虽然每次患者来了，我都会苦口婆心地跟他讲为什么要吃这么长时间的药，但是没有一个患者会听我唠叨，非常可惜。

我在这里补充一个代茶饮的方法，用白花蛇蛇草 30 克，水煎代茶饮。在山东青岛有一款非常好的饮料叫"白花蛇蛇草水"，它的功效非常多，有泌尿系统感染的患者可以直接买来饮用，不过口感独特，有些人难以接受。

泌尿系统有结石的人，掌纹易有什么表现？

泌尿系统有结石不一定会疼，当结石在肾里边就不疼，因为它没有卡顿，但是当结石出来了，到了输尿管里面，它卡在输尿管的狭窄处（输尿管里有三个狭窄处）就会出现剧烈的腹痛。但很多人把这个病当阑尾炎去治疗或者当作受凉肚子疼治疗。

当结石出现在输尿管里面时，这个病就属于急腹症，要赶快去医院处理。

这种病出现在手纹上，我们能不能看出来？是能看出来的。

1线的末端有岛形纹或者中间有断状纹，这都是泌尿系统结石可能的表现。

另一个表现在手腕处，腕横纹处出现小的凹坑状或者是米字形纹、方形纹，这些都是肾结石可能的表现。

泌尿系统结石还有一个旁征：小指属肾，在小指指甲的甲面上出现了白色的斑点。

前面我说过，出现白斑可能是神经衰弱、便秘、缺钙的表现。但是如果在小指上出现了，您就要鉴别，到底是神经衰弱还是泌尿系统结石。当然，泌尿系统结石有的时候也很简单，您检查一下尿常规，如果里面有潜血，首先怀疑是不是泌尿系统结石导致的。

我在这里补充一个代茶饮的方法，用金钱草30克，水煎代茶饮，大概率能缓解泌尿系统结石。

前列腺肥大的人，掌纹易有什么表现？

男科有一种专病，叫作前列腺肥大，也跟坐办公室有关系，多见于一些老年男性。

前列腺受雄激素的刺激，且反复被刺激就肥大了，**一旦肥大，**

手诊会有什么表现？第一个表现是在 1 线的下端产生了一个岛形纹。

第二个表现是 6 线（生殖线）特别长。经常喝酒也会刺激前列腺，导致前列腺肥大、前列腺增生，中医叫作湿热下注。而酒精就易助湿生热。

第三个表现是在 6 线（生殖线）的末端出现方形纹，这也是前列腺肥大可能的特征。方形纹也说明形成了一个占位。

前列腺肥大的人，也可以通过练习"敲竹唤龟"来缓解病情。

敲竹唤龟

方法：用意念将肛门和内外肾往上提至肚脐。外肾指外阴，内肾指肾脏。自然呼吸，吸气时提肛缩肾，呼气时将肛门和肾放下去。

患膀胱炎的人，掌纹易有什么表现？

膀胱炎的第一个特征就是在 1 线的末端出现流苏纹。

什么是流苏？灯笼穗样的就是流苏，具有中国古雅与婉约的

6 线（生殖线）特别长

6 线（生殖线）特别长的人，可能患有前列腺肥大、前列腺增生。

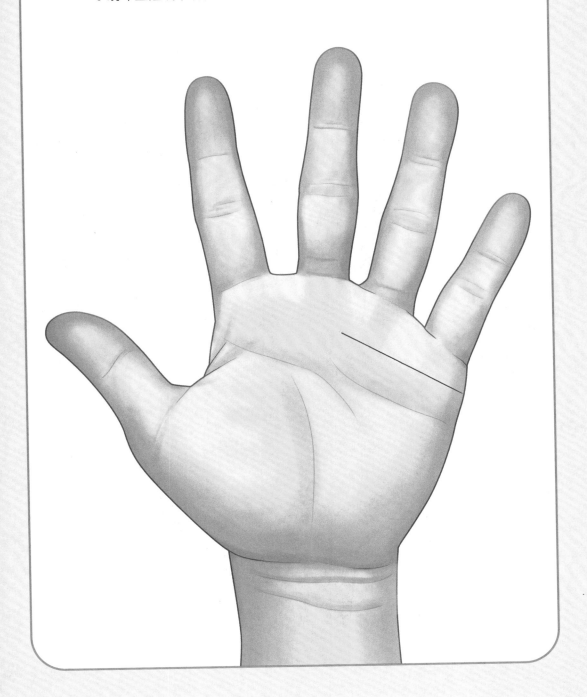

　　6线（生殖线）的末端出现方形纹，这也是前列腺可能肥大的特征。

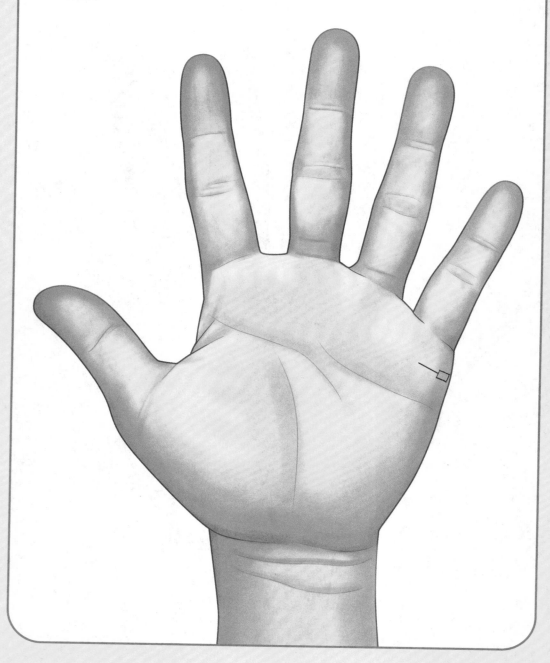

韵味。如果在您的1线末端出现了很多小的细纹，像流苏一样，大多是有膀胱炎。

第二个表现就是手腕处的皮肤特别黄，有可能是患有慢性膀胱炎了。 您的肾气不足，肾阳不足，它易发黄，这个炎症是慢性化的。如果是急性的就易发红，如果是缠绵难愈的，出现纤维化甚至出现了恶变的倾向，那就会发黑。

膀胱炎跟长时间憋尿有关，更重要的是跟感染有关。泌尿系统感染多见于女性，男性少见，膀胱炎也是。喝白花蛇蛇草水，能够缓解。

患盆腔炎的人，掌纹易有什么表现？

男性不容易得盆腔炎。这个病有生理性的，也有病理性的。女性在月经前后做B超，如果出现盆腔积液，首先要排除是不是生理性原因。如果出现了盆腔炎症，就需要继续治疗了。

盆腔炎的表现，就是在1线的末端出现了扫把纹。

和流苏不一样，流苏是一条很细的线，而扫把纹是一条线上出现很多分支，就像扫把一样，故名扫把纹。如果这个扫把纹从静脉走向大鱼际，就是强烈的、可能患有盆腔炎的信号。

除了从手上看，其他地方也能看出来。比如说，耳朵也是中医望诊的一个重要的地方，耳朵上的三角窝对应的是盆腔，如果这个地方发红，就证明盆腔里边大概率有炎症。当然，需要排除

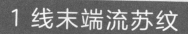

1 线的末端出现流苏纹的人，可能患有膀胱炎。

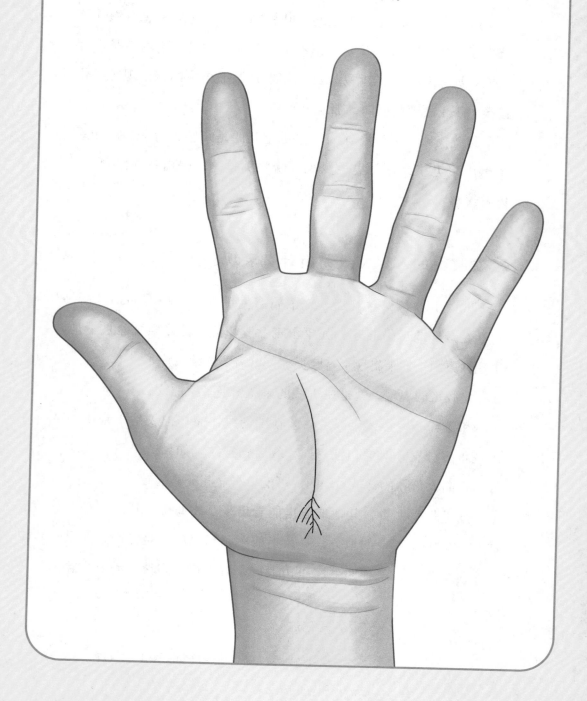

盆腔炎的表现，就是在 1 线的末端出现了扫把纹。

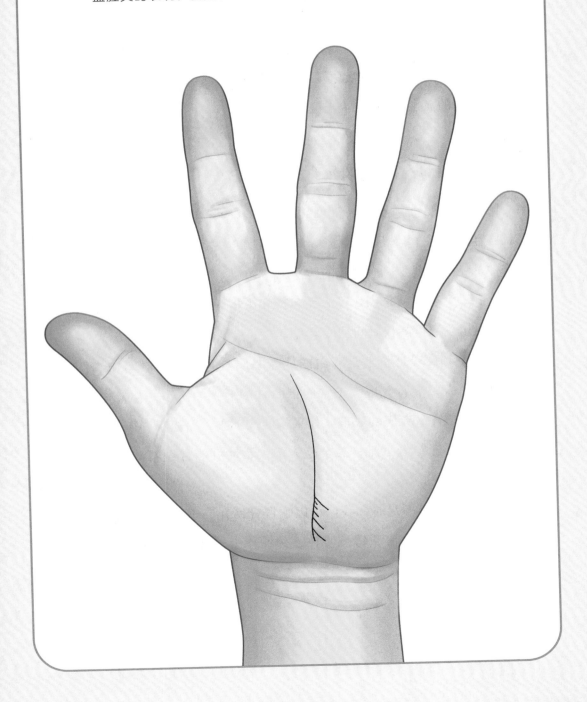

一种现象，女性快来月经的时候，她的三角窝是充血的、发红的，但是月经结束它就不红了。如果这个地方常年发红，那可能就是盆腔炎的外在表现。

盆腔炎之所以难治，是因为盆腔是一个骨性盆装结构，血液循环不良，练习"敲竹唤龟"，就可以有效改善盆腔血液循环，加速盆腔炎的痊愈。

月经不调的人，掌纹易有什么表现？

月经不调也是女性的常见病，月经不调在手上的第一个表现就在生殖区，也就是 6 区（大小鱼际之间）出现暗红色的斑点。这种月经不调就是瘀血引起的。

第二个表现就是在 3 区（无名指和小指的下面）出现了乱纹，说明生殖系统可能长时间功能紊乱。

第三个表现是掌色是苍白的或者是暗红色的，指肚不饱满，证明这个人可能肾气虚。正常的指肚是按下去一松手，它就弹起来了，这是肾气充满的表现。如果指肚按下去，一松手弹不起来，就提示他可能肾气不足，甚至是大虚，女性可能月经不调，男性可能阳痿早泄。

当我们肾气不足时，我们可以吃点肾气丸。当然，除了吃药，更重要的是节制房事，锻炼身体，规律作息，遵循道法自然，身体本身就有自愈能力。

3 区乱纹

月经不调的人 3 区易出现乱纹。

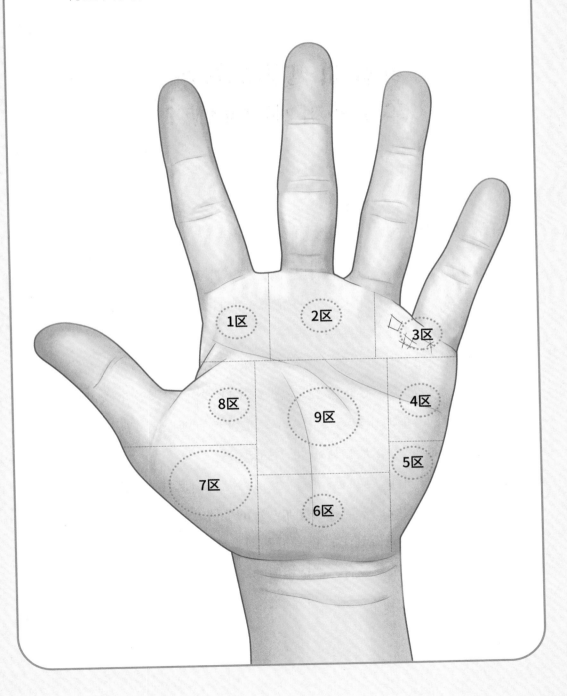

身体出现其他疾病，
掌纹易有哪些特点？

有糖尿病的人，手掌易有什么特征？

现代高发的一种病叫作糖尿病，我记得我跟我太太认识的时候，我给她手诊，看了一眼就跟她说，他们家大概率有糖尿病史，当时这一句话一下就把她给"抓住"了。

当时我是如何看出我太太家有糖尿病史的呢？因为她的5区（小鱼际掌根部）正好有两三条放纵线（11线），说明这个人可能有糖尿病，她那时候只有二十多岁，也没患有糖尿病。所以，我推测她的病理线是家族糖尿病史的特征表现。

手诊的一个优势就是，提前预测，提前引起注意。早发现，早治疗，其实对我们来说是一件非常好的事情。

现在西医也能做到了，查一下基因就能知道他有没有易感基因。所以，中西医到最后，都是相通的。

5 区有 11 线

5 区如果有两三条 11 线，可能有糖尿病。

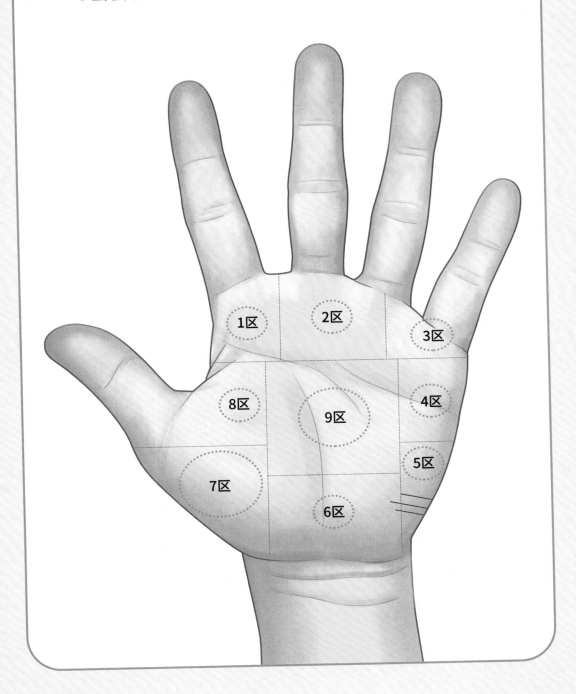

糖尿病除了 11 线，还有几个特征，比如说食指的末端比较红，这种情况多见于糖尿病初期，糖尿病晚期可能就不红了。为什么呢？因为糖尿病初期表现为阴虚燥热，到了后期阴阳两虚，就不热了，自然就不红了。

2 型糖尿病最重要的调理办法是调整饮食结构，根据自己需要的热量控制碳水摄入量，再加上一定的体育锻炼。在此基础上，可以食用黄精或饮用黄精茶，黄精在《神农本草经》里被称为上品，是神仙吃的食物，好处在于既能降糖又能预防低血糖的发生。

有肾囊肿的人，掌纹易有什么特点？

肾囊肿是由先天发育异常导致的，本来肾过滤血液通过肾小球、肾小管排到肾盂里面，变成尿排出来，结果胚胎期在妈妈肚子里发育的时候没有发育好，没有往外排泄的口，就形成了囊肿。这种人一般会出现腰困、腰疼的情况，但多数人没有症状，只有在体检的时候才会发现。

就算有肾囊肿也不必紧张，这是先天的，它一般不会影响我们的健康。肾囊肿跟多囊肾不一样，多囊肾是肾单位都多囊化了，没有功能了，这是种严重的病。而肾囊肿是先天疾病，直径不超过 5 厘米一般不影响健康，肾囊肿在手纹上也可能有体现。

怎么看？**在 1 线的末端，体内有一个肾囊肿手掌上就可能会有一个方形纹，体内有两个肾囊肿手掌上就可能会有两个方形纹。**

1 线末端方形纹

有一个肾囊肿的人，在 1 线的末端大概率会有一个方形纹。

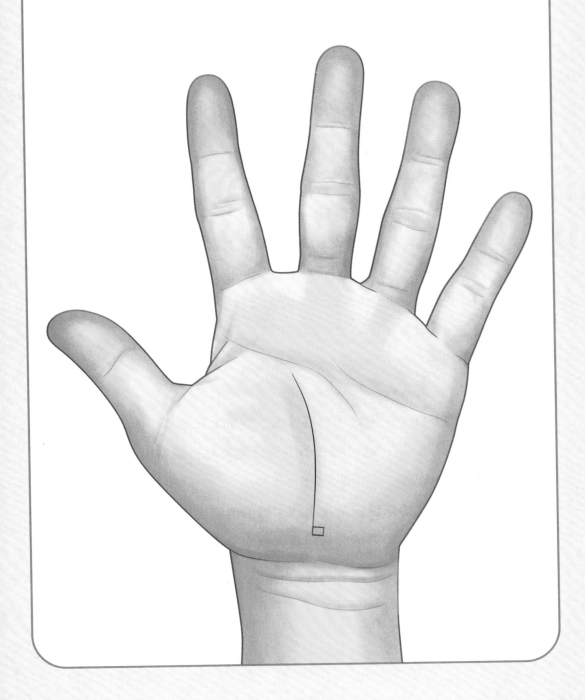

肾囊肿会随着患者的发育和年龄增长越长越大，而方形纹就慢慢长出来了。

我在这里再次强调"两肾汤煎"的方法，可以快速补充肾气，立刻体会奇妙（参考前文）。

腰疼和腰椎间盘突出的人，掌纹易有什么特点？

当一个人腰疼或腰椎间盘突出时，在手纹上的表现可能有以下几种。

第一种是在1线的末端有一个岛形纹。

这应该是病程时间很长造成的，身体有器质性改变，才会形成岛形纹。出现岛形纹一般是有肿瘤、占位，椎间盘突出就是一个异常的占位。1线的末端这个地方主肾，主生殖，主下焦，腰椎间盘突出的人就易出现一个岛形纹。

第二种表现是6线（后溪穴的位置稍往上有一条横纹）的延长线偏向于掌心方向。

正常的6线（生殖线）**是直直的、平平地长过来。如果它长歪了，歪向掌心了，就说明它的生机可能不足，就易出现肾虚，就易相应地出现腰疼、椎间盘突出。**

第三种特殊的掌纹就是在1线末端的两侧出现一些小的坑坑洼洼的东西，提示患者的腰椎间盘大概率突出了，所以会高出来一下，凹陷下去一下。

我在这里补充一个方法，可以快速增强腰肌力量，对椎间盘病变有较好的保健作用。

腰椎间盘保健法

方法：平躺在床上，双脚并拢，脚趾伸直，带领整个下肢抬起，注意膝关节保持伸直，使下肢与床保持 15° 左右夹角，保持时间越长越好。重复 3~5 次，腰部会出现发热现象。

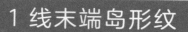

1 线末端岛形纹

1 线的末端有一个岛形纹的人，可能有腰椎间盘突出。

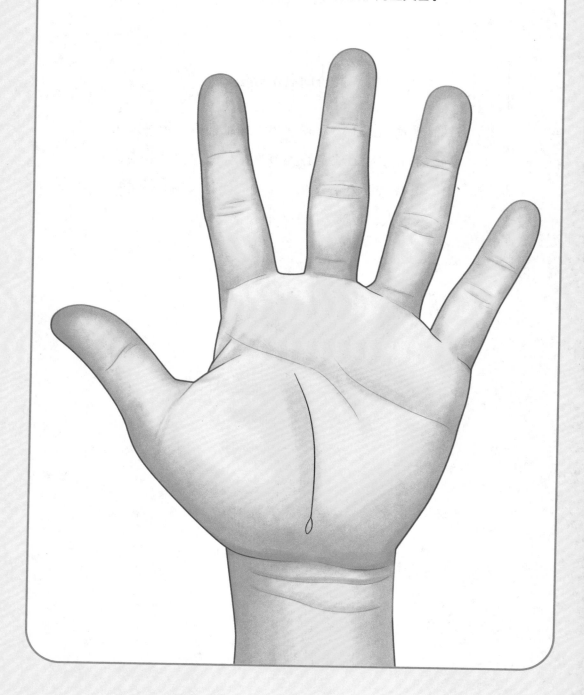

6线（生殖线）歪向掌心

　　6线（生殖线）的延长线偏向于掌心方向，可能出现腰疼、椎间盘突出。

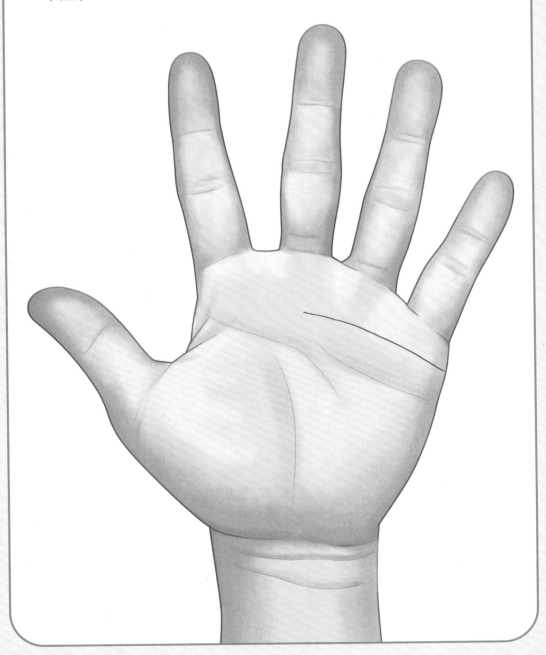

第五章

"万般神通皆小术，
唯有空空是大"

希望我们能走上一条人生的修正之路，不
管是通过医术还是望诊，都可以达到大医
精诚、仁者爱人的目的。

学习手诊，是为了达到
大医精诚、仁者爱人的目的

我们中国人很注重精神世界的改造，这里跟大家分享一个有趣的传说故事。清朝时期，在崇明县有一个叫黄永爵的人，他的面相特别糟，看相的一看他就觉得命苦、短寿。

他长什么样子呢？

尖下巴。面相学中讲过，下巴主肾，尖下巴的人可能肾不好，生殖功能欠佳。当然，他没有怨天尤人。福建都是山区，人们为生活所迫下南洋谋生活。一个非常偶然的机会，来了一只商船，因为古代的船吨位都很小，暴风雨把船打翻了。当时没人去救他们，黄永爵就赶紧把自己全部家当给了船家，救了十三个人上岸。

他是无意中做的，他也不知道这十三个人哪个人有钱，哪个人没钱，哪个人是当官的，哪个人是穷困老百姓，他发自内心地去救人，这才是功德。

当年达摩祖师跟梁武帝说："您无功无德，去做好事是为了让人记住您，您认为那是好事而刻意去做是图名去做的，但那都是有为的，所以无功无德。"而黄永爵是发自本性的善，那就是功德无量。他做了好事之后，也没觉得是好事，而是他应该做的。我们做医生的救死扶伤，如果您说"大夫谢谢您"，大夫会说"这是我应该做的，本职工作"。

很多病人总是不理解医生，总怀疑"医生会不会故意为难我"，其实从我个人的行医历程来看，不会。没有一个医生希望自己的患者不健康，就像没有一个父母希望自己的孩子生下来就是强盗、犯人，父母都会望子成龙。患者都希望自己的医生是个名医，医生都希望自己的患者赶快痊愈。

黄永爵做了这件事之后，过了一段时间又碰到这个相士。这个相士一看，他的面相出现了很大的变化，出现了阴骘纹——这是一种福禄纹。

通过最一般的面相，您把面诊、手诊的内容全部掌握了，眼长什么样？鼻子长什么样？是什么样的病？这是形上求法，是最底层的。再高层的就是气上求法，您看人的气色红润，脸色是黄的还是青的，这比形更高一层，那就谈到气了。最高层次的叫作神，神就看阴骘纹，看眼神。什么叫阴骘纹？古代人认为，阴骘纹绝对不在形上，只有先天发自本性的、无所求的、积了功德的人才会出现阴骘纹。

皱纹是形上的，肯定不是阴骘纹，古人说阴骘纹是子嗣宫皱纹，是衰老的表现，那可能是肾虚了，绝对不是阴骘纹。

相士就跟黄永爵说:"您的面相已经变了,不但能有一个儿子,而且这个儿子还贵不可言,您还可以得上寿。"

中国人把寿分成上寿、中寿和下寿,其中,活到90岁到120岁叫上寿,70岁到90岁叫中寿。黄永爵果然活了90多岁,而且他的儿子黄振凤,是康熙年间非常有名的进士,有才学,振了家风。

这个故事是传说,不具备科学依据。我只是想通过这样一则传说故事向大家表达人应维持住内心的正能量,做正能量的事情。美国总统林肯说过一句话:"在四十岁以前,相貌是父母给的;到四十岁以后,人就要对自己的容貌负责。"

一个慈眉善目的人,他的眼神是很慈祥的,他的内心世界也是很慈悲的,与人为善。如果您看一个人色眯眯的,那么这个人大概率想的是乱七八糟的东西。因此,人是可以貌相的,貌也可以从心上来改。

很多人总是追求神奇。《黄帝阴符经》上说"人以奇期圣",人们总以为圣贤是神奇的,是与众不同的。我们凡夫俗子刚接触望诊的时候,总是希望追求神且奇的技术,就像很多患者一样,学了望诊就不远千里甚至不远万里来到长治找我看病,一进门,坐那儿就说:"王大夫,您看我有什么病?"

其实有很多病我们确实能看出来,但是有些病西医检查出来了,您再来找我们看,发现也没治好,为什么?因为不管是西药还是中药都是治病的,真药能治假病,但病的根在心上,所以您的生活习惯、思维方式不改,您会发现,吃一辈子药也只是火上盖灰，不能真正地釜底抽薪。

很多患者肾虚，吃六味地黄丸三十年还肾虚，因为其作息不改，心性不改，吃药有何用？

南宋著名的文学大师夏元鼎说过一句话，分享给大家，"崆峒访道至湘湖，万卷诗书看转愚"，他为了追求神且奇的技术，不远万里从崆峒山跑到了湘湖（在杭州的萧山）。很多人为了学医，买很多书，包括我自己也走过这条路，我从上大学到现在，买的书可以说整整一间屋子都装不下。因为真的只是"真传一句话，假传万卷书"，越学越笨了。

您追求技术永远是这样的，"踏破铁鞋无觅处，得来全不费工夫"。让您的生活和谐的，能抓住您的疾病根本的，一定不是医生，医生也生病，医生也会死。只不过他明白这个道理，他还要做到，这才是真正的道。

其实道理人人都懂，人都不傻，但是人生的结局却不同，为什么？就是因为有的人真的去做了。不知道大家开车有没有这个体会，您的方向定了，就好办了。不怕您车跑得慢，就怕方向走错了。比如说去泰山，目标很唯一，就是去泰山，哪怕走路，一年之内肯定到泰山，但是如果您的方向错了，那您就到不了。

我们的人生也是这样，人生目标要稳定，目标越少，越容易成功。

很多人成功了，也有很多人失败了。您会发现成功的人都有一个特点，他的欲望很少，目标唯一。为什么有的人没有成功？

其实每个人能力差不多，差的是我们的欲望太多了，既想要名，又想要利，既想成富豪，又想成电影明星……但您的能力和精力是有限的，念头和欲望特别多，目标特别多，就把能量分散了，消耗的就越多。所以，给自己定的目标少一点、准一点、精一点，您这一生就更容易有成就。

我写了一段话送给大家："没有贪欲则心静，心静自然神足；节饮食则脾健，脾健自然气足；远忧悲则肺静，肺静自然志远；立大志则身强，身强自然精足；生仁爱则肝旺，肝旺自然和顺。"这一段话把心肝脾肺肾五脏都给大家罗列了，它最前面的根本是心。所以，解您的贪欲，调您的饮食，远离忧悲，立一个大的格局和志向，生出仁爱之心来，何愁一生呢？

北宋理学家邵康节在《梅花易数》上说："天向一中分体用，人于心上起经纶。"就是说决定一个人人生的根本不在于他遇到了谁、他干什么行业，而在于他那一颗发心。所以，邵康节说"天人焉有两般义，道不虚行只在人"。我们生下来之后老天是没有善恶的，大道对我们每个人都是一样的，大家都是平等的，能力差不多，不会因为您生在富贵之家就偏爱您一下，生在一个普通老百姓之家就不关注您。除了个别的，要么像爱因斯坦特别睿智，要么一些智力有缺陷的人，80%的人能力、情商、智商都差不多，结局却千差万别。

我们都是普通人，希望我们能走上一条人生的修正之路，不管是通过医术还是望诊，都可以达到大医精诚、仁者爱人的目的。

我们学手诊是为了贵生，
为了逍遥

我们学手诊是为了什么？医学的核心思想是什么？其实所有的医学都有个共同的点，就是医道贵生。

生是生机，是生命，医学是救死扶伤的，很多人都知道，但是很多人学着学着，却把最基本的给忘了，就执着于技术或者是用这些技术去做商业挣钱。

当然，医学的传承离不开商业，技术的传承也离不开商业，无可厚非，但有的人说，医生光明正大就不应该挣钱，那是不对的。孔圣人的学生来拜师，是要交学费的，学费是束脩，是指十条绑在一起的干肉，这在当时是一种非常稀有的生活资源，古代诸侯大夫以此互相赠送，学生入学时亦向孔圣人进献此礼。为什么圣人要干肉呢？因为他得活下去，他也要吃喝拉撒，也需要供养家人。所以，我们传播医术、行医不要以收钱为耻，我们的目的也不是为了收钱，而是通过医术到达贵生和逍遥的彼岸。

贵生是对患者来说的，也是对我们自己来说的；逍遥也是对患者来说的，患者的病好了，自然就逍遥了，患者的病不好，睡不好觉，您让他逍遥一下试试？那不可能。

最后，借唐朝吕洞宾的一首七言送给大家："世上何人会此言，休将名利挂心田。等闲倒尽十分酒，遇兴高吟一百篇。物外烟霞为伴侣，壶中日月任婵娟。他时功满归何处，直驾云车入洞天。"

这首七言就道出了我们学习中需要的一种心态——逍遥。因为人不逍遥，您学习会特别痛苦；人不逍遥，您在人生路上就会有很多磕绊。有逍遥为伴，我们的人生才会到达幸福的彼岸。

王栋

2023 年 10 月 31 日